《临床药学监护》丛书

国家卫生健康委医院管理研究所药事管理研究部
国家医院药事管理质量控制中心　组织编写

吴永佩　颜青　高申　　　　总主编

精神障碍疾病
药物治疗的药学监护

主　编　张　峻　张毕奎
副主编　许秀峰　刘艺平　王晶晶
编　委（以姓氏笔画为序）

王　茜　王　韵　王晶晶　王露婕　卢　瑾　卢珊珊
成日华　刘　芳　刘艺平　刘纪洲　刘艳文　许秀峰
李　娟　何　瑾　张　峻　张毕奎　陈寒梅　周　琼
柳汝明　姚　勤　黄　桦　程宇琪　雷艳青

U0268701

人民卫生出版社

图书在版编目（CIP）数据

精神障碍疾病药物治疗的药学监护 / 张峻，张毕奎主编.
—北京：人民卫生出版社，2020

（《临床药学监护》丛书）

ISBN 978-7-117-29350-1

Ⅰ.①精… Ⅱ.①张… ②张… Ⅲ.①精神障碍 - 临床药学
Ⅳ.①R749.053

中国版本图书馆 CIP 数据核字（2020）第 083858 号

| 人卫智网 | www.ipmph.com | 医学教育、学术、考试、健康，购书智慧智能综合服务平台 |
| 人卫官网 | www.pmph.com | 人卫官方资讯发布平台 |

《临床药学监护》丛书

精神障碍疾病药物治疗的药学监护

组织编写：国家卫生健康委医院管理研究所药事管理研究部
　　　　　国家医院药事管理质量控制中心
主　　编：张　峻　张毕奎
出版发行：人民卫生出版社（中继线 010-59780011）
地　　址：北京市朝阳区潘家园南里 19 号
邮　　编：100021
E - mail：pmph @ pmph.com
购书热线：010-59787592　010-59787584　010-65264830
印　　刷：三河市博文印刷有限公司
经　　销：新华书店
开　　本：710×1000　1/16　印张：12　插页：4
字　　数：203 千字
版　　次：2020 年 8 月第 1 版　2020 年 8 月第 1 版第 1 次印刷
标准书号：ISBN 978-7-117-29350-1
定　　价：39.00 元
打击盗版举报电话：010-59787491　E-mail：WQ @ pmph.com
质量问题联系电话：010-59787234　E-mail：zhiliang @ pmph.com

主 编 简 介

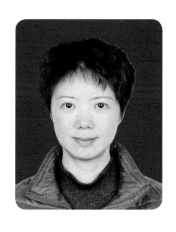

张峻，博士生导师，二级主任药师，现任昆明医科大学第一附属医院临床药学科主任、教研室主任，中山大学药学院专业硕士学位兼职导师。多年从事临床药理学、药动学研究工作。目前担任中国药师协会治疗药物监测药师分会副主任委员，中国医院协会药事管理专业委员会常务委员，中国药理学会治疗药物监测研究专业委员会常务委员兼循证药学学组副主任委员，中国药理学会理事，云南省药理学会副理事长，云南省医院协会药事管理专业委员会主任委员，云南省药理学会临床药学专业委员会主任委员，云南省药事管理及临床药学质控中心主任，云南省药学会副秘书长等；担任《中国药物与临床》《中国药师》《中南药学》《中国药业》《临床合理用药》《实用药物与临床》《医学科学报：药学专刊》等杂志编委会委员，《中国药房》常务编委、《药品评价》副主编。

目前承担科研项目共 15 项，其中国家项目 5 项，省部项目 10 项。研究成果获云南省科技进步奖三等奖一项，云南省卫生健康委员会科技进步奖二等奖一项，三等奖一项；获国家实用新型专利两项；并以第一作者或通讯作者发表论文论著 112 篇，其中 SCI 收录 7 篇，北大版核心期刊发表 47 篇，主编专业书籍 8 部，参编 12 部。

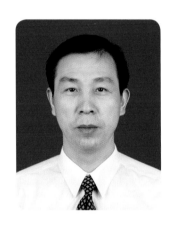

　　张毕奎，药理学博士，中南大学湘雅二医院主任药师，中南大学药学院教授，研究生导师。1992 年毕业于华西医科大学药学院（现四川大学华西药学院），获理学学士学位；2004 年获中南大学医学硕士学位。2013 年获中南大学药理学博士学位，香港中文大学临床药理学部访问学者。从事治疗药物监测（TDM）及医院药事管理工作近 30 年，主要研究方向为药动学介导的药物相互作用及药物不良反应防治。兼任中国药学会理事；中国药学会医院药学专业委员会委员；中国药理学会治疗药物监测研究专业委员会常务委员；第二届全国高等学校临床药学专业教材评审委员会委员；湖南省医学会临床药学专业委员会主任委员。《中南药学》杂志副主编；《中国医院药学杂志》《中国药房》等杂志编委。已发表学术论文 100 余篇；主编专著 2 部，获部、省级科技成果奖 5 项。

《临床药学监护》丛书
编 委 会

总 主 编　吴永佩　颜　青　高　申

副总主编　缪丽燕　王长连

编 委 会（以姓氏笔画为序）：

丁　新　卜一珊　万自芬　王建华

卢晓阳　包明晶　冯　欣　齐晓涟

闫峻峰　劳海燕　苏乐群　杜　光

李　妍　李喜西　李智平　杨　敏

杨婉花　张　峻　张　健　张毕奎

陆　进　陆方林　陈　英　林英忠

罗　莉　胡　欣　姜　玲　高红梅

游一中　谢　娟　裘云庆　翟晓文

樊碧发

《临床药学监护》丛书
分 册 目 录

书名	分册主编
1. 质子泵抑制剂临床应用的药学监护	高 申
2. 血栓栓塞性疾病防治的药学监护	高 申 陆方林
3. 疼痛药物治疗的药学监护	陆 进 樊碧发
4. 免疫抑制剂药物治疗的药学监护	王建华 罗 莉
5. 营养支持疗法的药学监护	杨婉花
6. 调脂药物治疗的药学监护	杨 敏 劳海燕
7. 糖皮质激素药物治疗的药学监护	缪丽燕
8. 癫痫药物治疗的药学监护	齐晓涟 王长连
9. 糖尿病药物治疗的药学监护	李 妍 苏乐群
10. 肿瘤药物治疗的药学监护	杜 光
11. 高血压药物治疗的药学监护	陈 英 林英忠
12. 止咳平喘药物临床应用药学监护	谢 娟 万自芬
13. 吸入制剂药物治疗的药学监护	胡 欣 游一中
14. 感染性疾病药物治疗的药学监护	卢晓阳 裘云庆
15. 重症疾病药物治疗的药学监护	卜一珊 高红梅
16. 精神障碍疾病药物治疗的药学监护	张 峻 张毕奎
17. 儿童肾病综合征药物治疗的药学监护	姜 玲
18. 骨质疏松症药物治疗的药学监护	闫峻峰 包明晶
19. 儿科常见疾病药物治疗的药学监护	李智平 翟晓文
20. 妇科疾病雌、孕激素药物治疗的药学监护	冯 欣 丁 新
21. 静脉药物临床应用药学监护	张 健

丛 书 序

第二次世界大战后，欧美各国现代经济和制药工业迅速发展，大量新药被开发、生产并应用于临床。随着药品品种和药品临床使用量的增加，不合理用药现象也逐趋加重，严重的药物毒副作用和过敏反应也不断增多，患者用药风险增加。同时，人类面临的疾病负担愈加严峻，慢性病及其他疾病的药物应用问题更加复杂，合理用药成为人类共同关心的重大民生问题。为充分发挥临床药师在药物治疗和药事管理中的专业技术作用，提升药物治疗水平，促进药物安全、有效、经济、适当的合理使用，西方国家于20世纪中叶前后在高等医药院校设置6年制临床药学专业Pharm D.课程教育，培养临床型药学专业技术人才。同期，在医院建设临床药师制度，建立药师与医师、护士合作共同参加临床药物治疗，共同为患者临床药物治疗负责，共同防范医疗风险，提高医疗工作质量，保障患者健康的优良工作模式，这在西方国家已成为临床药物治疗常规，并得到社会和医药护理学界的共识。

1997年我们受卫生部委托起草《医疗机构药事管理暂行规定》，经对国内外医院药学技术服务情况调研分析，提出了我国"医院药学部门工作应该转型""药师观念与职责必须转变"和医院药学专业技术服务扩展发展方向，并向卫生部和教育部提出三点具体建议：一是高等医药院校设置临床药学专业教学，培养临床应用型药学专业技术人才；二是在医院建立临床药师制，药师要直接参与临床药物治疗，促进合理用药；三是为提高成品输液质量、保障患者用药安全和保护护理人员免受职业暴露，建议对静脉输液实行由药学部门管理、药学人员负责的集中统一调配与供应模式。卫生部接受了此建议，在2002年1月卫生部公布《医疗机构药事管理暂行规定》，首次规定要在医院"逐步建立临床药师制"。为此，在2005年和2007年卫生部先后启动"临床药师培训基地"和"临床药师制"建设两项试点工作，并于2009年和2010年作了总结，取得了很大的成功，目前临床药师岗位培训制度和临床药师制建设已日趋规范化和常态化。随着临床药学学科的发展和临床药师制体系建设的深化，临床药师队伍迅速成长，专业技术作用逐渐明显，但临床药师普遍深感临床药学专业系统知识的不足，临床用药实践技能的不足。为提升临床药师参加临床药物治疗工作的药学监护能力，我们邀请临床药学专家和临床药师以及临床医学专家共同编写了《临床药学监护》丛书。本丛书将临床药物治疗学理论与药物治疗监护实践相结合，反映各分册临床疾病药物治疗的最新进展，以帮助临床药师在药物治疗实践活动中实施药学监护措施，提升运用临床药学专业知识解决临床用药中实际问题的能力。本丛书主要内容为依据不同疾病的药物治疗方案，设计药学监护措施，明确药学监护重点：对药物治疗方案的评价与正确实施；遴选药品的适宜性和随着疾病治疗的进展调整药物治疗意见；对药物治疗效果的评价；监测与杜绝用药错误；监测与防范药品不良反应；对患者进行用药教育等。

《临床药学监护》丛书的编写与出版，体现了国内外临床药物治疗学和临床实践活动最新发展趋势，反映了国际上临床药学领域的新的药学监护技术。本丛书可满足广大医疗机构药师学习、实践工作的需要，也可作为医疗机构医护人员和高等医药院校学员的参考用书，但撰写一部系统的《临床药学监护》丛书我们尚缺乏经验，不足之处在所难免，希望临床药师和广大读者批评指正，为再版的修订与完善提供条件。

我们衷心感谢为本丛书编写和出版付出辛勤劳动的专家、临床药师和相关人员并向其致以崇高的敬意！

吴永佩　颜　青　高　申
2018 年 3 月

前　言

　　随着临床医学、临床药学的发展和药物治疗学理论与实践的不断进步，人们对各类药物和药物治疗认识的不断深化，临床治疗团队中的临床药师在药物治疗工作中显示出越来越重要的地位。临床药师已围绕临床药物治疗的各个环节积极开展了相关工作，如参与临床查房、会诊、病例讨论、处方及医嘱点评、药学监护、用药教育、不良反应分析与评价、个体化药物治疗监测等，以及开展相关的教学科研、伦理研究等。临床药师需要展开的工作环节很多，如何执行统一、有序、相对比较规范的临床药师药学监护工作模式，是临床药师参与临床药物治疗工作中必须解决的问题。

　　精神障碍疾病往往病因不明，且以药物治疗为主，在药物治疗的过程中常并发内科相关疾病或不良反应，导致用药复杂，临床药师与患者沟通需要一定的技巧，加之目前尚未有针对精神科专业的临床药学规范化的培训体系，因此临床药师参与精神障碍疾病药物治疗过程中的药学监护极具挑战性。本书首先对精神障碍疾病药物的药理学、药动学及药学监护总原则进行阐述。以精神障碍中六大疾病的药物治疗为例，结合临床疾病发病机制、治疗原则、药物药学特点，探讨临床药师如何对主要的精神障碍疾病药物进行药物治疗和药学监护。强调药学监护的重点是如何对药物治疗方案进行评价；如何确保药物治疗方案的正确实施；如何对药物治疗方案实施的效果进行评价；如何对治疗中可能出现的药物不良反应和药物相互作用进行监测；如何与医护人员进行药物遴选与用药方法的沟通；如何对患者进行用药教育；如何提出相应的药学监护要点等。

　　本书的编写遵循现代药物治疗的基本原则，结合现有临床诊治指南和循证医学资料，逐一归纳介绍常见精神障碍疾病的临床特点，从药学监护的角度入手，结合临床药师工作的专业特点，强调科学性、规范性、实用性和指导性的有机统一，重点放在药物治疗原则以及开展药学监护的内容、步骤和方法上。本书有利于提高临床药师的专业技术技能和参与药物实践技能的能力,有利于扩大临床药师在该类疾病监护过程中的参与度,有利于精神障碍疾病药学监护模式的探索。本书是针对精神障碍疾病面向广大临床药师开展药学监护的为数不多的指南性参考书。

本书由国内临床医学、临床药学等学科专家共同编写,聚集各学科的专业特长,全面阐述精神障碍疾病的药物治疗问题,具有很强的实用性、应用性和指导意义。本书是临床药师参与临床药物治疗和开展日常药学监护工作必备的参考用书,也可作为高等医药院校临床药学专业、药学专业和医学专业学生的重要参考书。

本书能顺利出版,得益于所有编者付出的辛勤劳动。编写过程中虽然力求完美,但本书瑕疵和疏漏也在所难免,期望有关专家、学者不吝赐教,提出宝贵的意见,以使本书日臻完善。

张　峻　张毕奎

2020 年 6 月

目　录

第一章 总 论

一、精神障碍概述

精神障碍（mental disorder）是一类认知、情绪、行为等方面发生改变，并伴有痛苦体验和／或功能损害的疾病，是所有病理性的精神活动的总称。世界卫生组织（WHO）组织编写的国际疾病分类第 10 版（ICD-10），将精神障碍分为 10 类，兼用症状学分类和病因病理学分类，主要分为：器质性（包括症状性）精神障碍，使用精神活性物质所致的精神及行为障碍，精神分裂症、分裂型及妄想性障碍，心境（情感性）障碍，神经症性、应激性及躯体形式障碍，伴有生理障碍及躯体因素的行为综合征，成人的人格与行为障碍，精神发育迟缓，心理发育障碍以及通常发生于儿童及少年时期的行为及精神障碍。与其他采用疾病的病因和／或病理改变建立诊断的疾病不同，精神障碍多采用症状学分类，主要根据共同症状或综合征建立诊断，当症状或综合征发生改变时，临床诊断也会作相应改变。

二、精神障碍的一般治疗原则

精神障碍的治疗一般包括心理治疗和躯体治疗，后者包括电抽搐治疗和药物治疗，其中药物治疗是改善精神障碍，尤其是严重精神障碍的主要和基本措施。氯丙嗪作为第一个治疗精神障碍的合成药物问世，开创了现代精神障碍疾病药物治疗的新纪元。迄今为止精神障碍的药物治疗学发展迅速，药物品种繁多，是临床应用中极具挑战性的临床治疗热点。

三、精神障碍药物的药学特点

精神障碍药物（psychotropic drug）是指主要作用于中枢神经系统而影响精神活动的药物。精神障碍药物治疗是通过合理使用精神障碍药物改变患者的病态行为、思维或心境的一种治疗方法。精神障碍药物按照其临床作用特点主要分为抗精神分裂症药，亦称为抗精神病药（antipsychotic drug）（本书中抗精神分裂症药物均称为抗精神病药)、抗抑郁药(antidepressant)、心境稳定剂(mood stabilizer)或抗躁狂药(antimanic drug)、抗焦虑药(anxiolytics)、中枢兴奋药(central nervous system stimulants)等几大类。

目前抗精神病药分为第一代典型抗精神病药、第二代非典型抗精神病药和第三代抗精神病药。第一代抗精神病药又称多巴胺受体拮抗剂,其主要药理作用是拮抗中脑-边缘系统和中脑-皮质系统的多巴胺受体而治疗精神病性症状,特别是幻觉、妄想等,包括吩噻嗪类、丁酰苯类、硫杂蒽类、苯甲酰胺类等。第二代抗精神病药又称新型抗精神病药,除对多巴胺受体的强拮抗作用外,对 5-HT$_{2A}$ 受体亦有较强的拮抗作用,因此又被称为 5-HT 和多巴胺受体拮抗剂(serotonin-dopamine antagonist, SDA),包括利培酮、氯氮平、奥氮平、喹硫平、阿立哌唑等。第三代抗精神病药不但有不典型抗精神病药的特征,而且是多巴胺系统稳定剂。

抗抑郁药主要是用于治疗情绪低落、消极的一类药物,包括单胺氧化酶抑制剂、三环类、选择性 5-HT 再摄取抑制剂、5-HT$_{2A}$ 受体拮抗剂及 5-HT 再摄取抑制剂、5-HT 和去甲肾上腺素再摄取抑制剂、选择性去甲肾上腺素再摄取抑制剂及其他,包括去甲肾上腺素与多巴胺再摄取抑制剂、去甲肾上腺素能和特异性 5-HT 能抗抑郁药、褪黑素能激动剂及 5-HT$_{2C}$ 受体拮抗剂。这些药物大多以单胺学说作为抑郁障碍的发病机制,并在此基础上建立动物模型研发获得。各种抗抑郁药均可使 70% 左右的抑郁患者病情显著改善,长期治疗可使反复发作的抑郁减少复发。

心境稳定剂又称情感稳定剂,是治疗以及预防双相情感障碍和抑郁发作,且不会诱发躁狂或抑郁,也不导致发作变频的一类药物,主要包括锂盐、某些抗癫痫药和部分第二代抗精神病药,如碳酸锂、卡马西平、拉莫三嗪、丙戊酸盐、奥卡西平、利培酮、奥氮平等。锂盐是最主要的心境稳定剂,其可能作用机制为低浓度时通过神经末梢的 5-HT 和去甲肾上腺素产生急、慢性作用,高浓度时作用于跨膜离子泵影响细胞内外的离子水平,此外长期应用锂盐会调节神经递质受体的信号转导水平从而影响受体的功能。

抗焦虑药主要包括苯二氮䓬类和非苯二氮䓬类。苯二氮䓬类药物可通过增加脑内 γ-氨基丁酸(γ-aminobutyric acid, GABA)的神经传递,间接地改变诸如去甲肾上腺素和 5-HT 等其他神经递质的活性,从而具有抗焦虑、镇静和催眠、肌肉松弛以及抗惊厥的药理作用。非苯二氮䓬类药物包括 5-HT 部分激动剂、选择性 5-HT 再摄取抑制剂、5-HT 和去甲肾上腺素再摄取抑制剂和其他抗抑郁药、抗精神病药。选择性 5-HT 再摄取抑制剂与 5-HT 和去甲肾上腺素再摄取抑制剂通过增加突触间隙的 5-HT 水平起抗焦虑、抗抑郁作用。5-HT_{1A} 部分激动剂以丁螺环酮为代表,对苯二氮䓬受体不具有亲和力,但可兴奋 5-HT 受体的 1 个亚型 5-HT_{1A} 受体,该受体主要表达于脑干的缝核中,可降低 5-HT 神经元的点燃率,从而降低特定脑区 5-HT 神经递质的传导来发挥抗焦虑作用。

注意缺陷多动障碍(attention deficit hyperactivity disorder,ADHD)的治疗通常以心理教育为主,也可进行药物干预。中枢兴奋药是治疗 ADHD 的经典一线选择药物,其主要机制为通过对单胺转运体的抑制或逆转起到促进去甲肾上腺素和(或多巴胺)活性的作用,从而增强中枢和周围神经系统的活性而产生临床效应,包括增加警觉性、促进觉醒、提高耐力、提高生产效率。

多数精神障碍药物是亲脂性化合物,肠道吸收迅速并完全。除锂盐外,多数精神障碍药物的体内血浆蛋白结合率较高,可通过血脑屏障进入脑内发挥作用,过量中毒时血液透析方法无法清除。精神障碍药物主要通过肝脏 P450 酶代谢生成极性较大的氧化还原产物,经肾脏排泄。P450 酶中的 CYP1A2、CYP2C19、CYP2D6 具有基因多态性,导致酶活性存在个体差异,由此可能影响药物在体内的暴露量;另外,多种药物联合使用可能会通过 P450 酶产生药物相互作用,导致药物在体内的暴露量发生变化;而对于儿童和老年人等特殊人群来说,需根据肝、肾功能情况调整具体的用药剂量。精神障碍药物的药效学相互作用可以引发严重的毒性不良反应,例如单胺氧化酶抑制剂与三环类抗抑郁药或选择性 5-HT 再摄取抑制剂合用,可以诱发 5-HT 综合征;抗精神病药、抗胆碱药和三环类抗抑郁药合用,可以引起胆碱能危象等。因此,熟悉精神障碍药物的特点、掌握精神障碍药物治疗的原则是开展精神障碍药物药学监护的基础。根据患者的机体情况制订个体化给药方案,治疗过程中关注药物间的相互作用及相关不良反应是开展精神障碍药物药学监护的重要内容。

四、药物治疗的药学监护

(一)药学监护的必要性

药学监护(pharmaceutical care,PC)是 20 世纪 90 年代由美国的 Hepler 等提出的,其定义是直接地、负责地提供与药物治疗相关的监护,目的在于实现改善患者生存质量的既定结果。药学监护包括:①治愈疾病;②消除或减轻症状;③阻止或延缓疾病进程;④防止疾病或症状发生。药学监护包括3种功能:①发现潜在的或实际存在的用药问题;②解决实际发生的用药问题;③防止潜在的用药问题发生。这需要药师结合自身特长,通过与医护人员合作,对患者用药的全过程进行监督和指导,以达到最佳治疗效果,改善患者的生活质量。

精神障碍患者具有思维、情感和行为等多个方面的障碍,以精神活动和环境之间的不协调为特征,发作时患者的自知力缺乏、生活自理能力差,往往无法准确描述自己的病情症状及用药体验,是需要得到全社会同情和关爱的特殊群体。精神障碍药物在使用中存在很多值得关注的问题:用于精神障碍治疗的药物种类多,不良反应发生率较高,常累及多系统、多器官;联合用药情况普遍,常导致有害的药物相互作用;超说明书用药是一个常见而严重的问题,尤其是对于儿童、青少年精神障碍患者的药物治疗;特殊人群(如老年人、孕妇以及合并其他疾病的精神障碍患者等)使用相关药物更容易出现不良反应,但得到的关注远远不够;另外,精神障碍药物几乎都需要长期用药,而患者的依从性较差,往往难以达到预期的效果。已有研究表明,在常规药物治疗的基础上实施严格、全面、有效的药学监护,对于改善精神障碍患者的负面情绪,提高患者的生活质量有积极作用。对精神障碍患者进行全方位的药学监护有助于发现、防止和解决与用药有关的问题,减少不合理用药,节约药物资源,降低医疗费用;有助于提高患者的用药依从性,改善药物治疗效果,减少药物相关的不良反应,提高患者的生活质量。因此应积极倡导"以患者为中心"的药学服务理念,深入推进精神障碍专科临床药师制建设。临床药师与医护人员一起协作开展药学监护服务,是精神医学发展的必然方向。

(二)药学监护的内容

临床药师应针对精神障碍患者的特点开展全方位的药学监护,记录患者的诊疗情况、用药情况、实验室检查结果、药品不良反应及用药方面的疑问等,为每位患者建立药历。药学监护的内容包括①个体化给药:深入临床,与临床医师充分交流,根据患者的症状特点、年龄、躯体状况、药物的耐受性及有无并发症等制订个体化给药方案。②健康教育:向患者及其家属开展疾病及其药物治疗相关知识教育,如疾病基础知识,药物的作用、疗程、可能发生的不良反应及对策,强调遵医嘱服药的重要性等。③用药咨询:直接对患者开展用药咨询,根据患者的病情和所用药物,详细解答患者的用药疑问,并根据各类药物的作用特点(包括服药时间和剂量、药物相互作用及药品不良反应等)指导患者合理用药。④心理咨询:在药物治疗的同时,应高度重视心理支持和家庭社会支持,通过倾听、解释、指导、鼓励和安慰等方式帮助患者正确认识和对待自身疾病,从而使其主动配合治疗。⑤定期随访:通过电话联系、定期复查或上门随诊等方式对患者进行定期随访,了解患者的用药情况及药物不良反应等信息,并加强对患者及其家属的健康教育工作,消除患者的顾虑和压力,提高患者的用药合理性和依从性。

(三)药学监护要点

精神障碍药物在药理学、药动学、有效性及安全性等方面各有特点,针对不同患者时,其疗效和耐受性会发生变化,且与疾病的诊断鉴别互相交叉,使得药学监护复杂化。目前,精神障碍药物治疗中的药学监护仍是难点,却是为患者获得良好预后的重要措施,因此对精神障碍药物的临床使用开展药学监护是必需也是必要的。

英国国家卫生与临床优化研究所(National Institute for Health and Care Excellence, NICE)的相关指南推荐,在精神分裂症的整个治疗过程中,特别是加量阶段,应定期、系统地监测和记录以下内容①疗效,包括症状和行为的变化;②治疗中的不良反应,包括某些不良反应与精神分裂症临床表现的重叠,如静坐不能与激越或焦虑的重叠;③依从性;④躯体健康状况;⑤营养状况、饮食和躯体活动表现;⑥药物的继续使用、转换或终止的原因,以及这些改变所带来的影响;⑦在最佳剂量进行药物治疗评估至少4~6周。NICE推荐的对于精神分裂症整个治疗过程中的监护内容基本适用于其他的精神障碍,只是在疗效、不良反应以及用药方案的改变所带来的影响等方面随着治疗药物和疾病的不同而各有特点,具体可见本书各章相关论述。

(卢珊珊 王露婕 陈寒梅 张 峻)

第二章　精神分裂症药物治疗的药学监护

第一节　精神分裂症

一、概　　述

精神分裂症（schizophrenia）是临床中最常见的精神障碍,系由多种具有相似症状和体征的疾病组成的一种综合征。精神分裂症多起病于青壮年,患者常有知觉、思维、情感和行为方面的障碍,以及精神活动的不协调,病程多迁延,并有明显的社会功能或职业功能障碍,是导致精神残疾的主要疾病。通常认为精神分裂症是一种神经发育障碍,是由复杂的遗传因素与生物及环境因素相互作用而导致的一种疾病,其病因学复杂、病理机制不明。

二、病因与发病机制

精神分裂症的发病机制尚未完全阐明,目前普遍认为大脑神经发育障碍导致脑内存在微小的病理变化是发病的基础;遗传和环境因素在精神分裂症的发病过程中起重要作用。目前存在不同的学说:大脑神经发育障碍学说、遗传和环境因素学说、神经递质假说等。

1. 神经发育障碍学说　在脑内神经元及神经通路发育和成熟过程中出现的紊乱导致发病,有可能存在大脑神经环路的病理改变。

2. 遗传和环境因素学说　研究发现精神分裂症单卵双胎(其基因100%相同)的同病率为40%~50%,而双卵双胎(其基因50%相同)的同病率为10%~15%,说明遗传是一个重要因素,同时环境因素也参与精神分裂症的发生。目前认为该病是一种复杂的多基因遗传疾病,遗传度为70%~85%,同时在很大程度上受环境因素的影响,包括生物学因素、社会心理因素。

3. 神经递质假说　神经递质与精神分裂症密切相关,影响最大的学说是多巴胺假说,而谷氨酸假说、γ-氨基丁酸(GABA)假说和5-羟色胺假说也受到广泛的关注和重视。妊娠早期和中期母体的感染暴露(流感病毒、弓形虫、单纯疱疹病毒、麻疹病毒、风疹病毒等)导致母体内的细胞因子浓度增加,而细胞因子又通过胎盘进入胎儿体内,通过血脑屏障进入胎儿大脑,刺激小胶质细胞和星形胶质细胞产生大量细胞因子、氧自由基和兴奋性谷氨酸,构成神经细胞毒性损伤,通过影响神经发育或变性损伤,引起精神分裂症的有关神经通路发育障碍等。

三、临　床　表　现

精神分裂症的临床表现错综复杂,可出现各种精神症状。前驱期患者常常出现不寻常的行为方式和态度,如注意力减退、动力和动机下降、精力缺乏、抑郁、睡眠障碍、焦虑、社交退缩、猜疑、角色功能受损和易激惹。发病时可出现思维障碍,患者认知、情感、意志和行为等精神活动的不协调与脱离现实。病情严重者,言语支离破碎,根本无法交谈。发病时临床主要表现为思维形式和内容上的障碍。思维形式障碍是患者的认知、情感、意志和思维内容出现障碍。思维内容障碍表现在以下几个方面:①多见被害妄想与关系妄想,感到自己的躯体运动、思维活动、情感活动、冲动都是受他人或受外界控制的;或存在被控制感、被洞悉感等。②感知觉障碍,如幻觉,以言语性幻听最为常见。③情感障碍,主要表现为情感迟钝或平淡。④意志与行为障碍,患者的活动减少,缺乏主动性,行为变得孤僻、被动、退缩。

四、药物治疗原则

药物治疗是精神分裂症治疗的重要手段,一般应坚持以下原则:

(一)尽早药物治疗

患者一旦被诊断为精神分裂症,需要尽早开始有效的足剂量、足疗程的药物治疗。根据临床症状群的表现,首选一种非典型(第二代)抗精神病药;经济条件有限者也可选择典型(第一代)抗精神病药。

(二)以单一用药,小剂量起始

治疗应个体化,因人而异。治疗药物可从小剂量开始逐渐加至有效剂量,药物滴定速度视药物不良反应及患者的症状改善情况而定。维持治疗剂量可酌情减少,足疗程治疗。

（三）急性发作者（包括复发和病情恶化者）

根据既往用药情况，继续使用原有效药物的剂量低于有效治疗剂量者，可增加至治疗剂量继续观察；如果已达治疗剂量仍无效者，酌情加量或考虑换用另一种化学结构的药物。

（四）定期评价疗效和不良反应

保证疗效的同时，用药安全性在治疗过程中仍需关注，药物不良反应可引起或加重精神症状，影响患者的生活质量。

第二节　抗精神病药的药学特点

一、药理作用机制

世界精神病学会将抗精神病药分为第一代和第二代抗精神病药，即典型与非典型抗精神病药。

（一）第一代抗精神病药的药学特点

第一代抗精神病药主要作用于中枢 D_2 受体，对 α_1 和 α_2 肾上腺素受体、毒蕈碱 M 受体、组胺 H_1 受体等也有拮抗作用。临床上对幻觉、妄想、思维障碍、行为紊乱、兴奋、激越、紧张症状群具有明显的疗效，对阴性症状及伴发抑郁症状的疗效不确切。

该类抗精神病药存在的局限：①不能改善认知功能、语言与视觉运动、精细运动功能。虽然有时能改善注意力的某些指标，但药物的抗胆碱能作用可能会使记忆恶化。②对核心的阴性症状作用微小，有时可产生继发性阴性症状。③约有 30% 的患者其阳性症状不能有效缓解。④可引起催乳素水平升高、锥体外系反应（extrapyramidal reaction）和迟发性运动障碍等不良反应，或由于过度镇静而影响工作和生活质量，导致患者的用药依从性降低。⑤对患者工作能力的改善作用较小。

（二）第二代抗精神病药的药学特点

第二代精神病药与第一代抗精神病药相比，除作用于皮质下 D_2 受体外，还可作用于边缘系统和额叶皮质区，主要拮抗 $5-HT_{2A}$ 受体和多巴胺 D_3 受体、激动多巴胺 D_1 受体等。具有 $5-HT_{2A}$ 受体与多巴胺 D_2 受体的高拮抗比是第二代抗精神病药的重要特征，代表药物包括氯氮平、利培酮、奥氮平、喹硫平、齐拉西酮和阿立哌唑。第二代抗精神病药具有以下特点：①对精神分裂症的阳性和阴性症状都有效；②能够明显改善患者的认知功能；③不引起或较少引起锥体外系反应；④大部分药物对催乳素的影响不大；⑤氯氮平和奥氮平增加体重和代谢障碍发生的危险性较高，包括糖尿病及其并发症、高脂血症和脑卒中等。

二、药动学特点

抗精神病药的药动学特点见表2-1。

三、药物相互作用

药物相互作用包括药动学和药效学相互作用，药动学相互作用多数由代谢酶介导，酶的底物、抑制剂、诱导剂可与相应药物发生相互作用。下面的物质或药物与抗精神病药联用可能会诱发药物相互作用：

1. 酒精 几乎所有抗精神病药及中枢镇静药物与酒精合用均会使中枢抑制作用增强，导致注意力、定向力、判断力损害以及昏昏欲睡和懒散、低血压、呼吸抑制及肝脏毒性。

2. 锂盐 锂盐可显著降低氯丙嗪和氯氮平的血药浓度；有报道会并增加氯氮平发生恶性综合征（抗精神病药引起的少见的严重不良反应，表现为发热、肌强直、自主神经紊乱、意识改变和血磷酸肌酸水平升高等，如未及时正确处理，可导致死亡）的风险，尽管机制尚不明确；与氟奋乃静、硫利达嗪等合用可增加锥体外系反应。

3. 卡马西平 卡马西平可显著降低氟哌啶醇的血药浓度，使精神障碍症状恶化；卡马西平可降低氯氮平的血药浓度，使其疗效降低。

4. 抗抑郁药 抗抑郁药与单胺氧化酶抑制剂（MAOI）合用可增加药源性恶性综合征发生的风险，增加抗胆碱能作用和锥体外系反应。

5. 苯二氮䓬类 抗精神病药常与该类药物合用，但有报道两者合用可加重镇静作用并损害精神运动功能。

6. β受体拮抗剂及钙通道阻滞剂 可导致血压降低。氯丙嗪与普萘洛尔合用会降低氯丙嗪的代谢，导致其血药浓度增加100%~300%。

7. 抗胆碱药 两者合用可降低阳性症状的改善程度，还可能增加恶性综合征发生的风险。

表 2-1 抗精神病药的药动学特点

药物	t_{max}/h	半衰期/h	血浆蛋白结合率	起始剂量/(mg/d)	服药次数/次	首发剂量/(mg/d)	复发剂量/(mg/d)	最大剂量/(mg/d)	主要不良反应
第一代抗精神病药									
氯丙嗪	2~4	17~30	96%	50~150	2~4	300~500	300~1 000	1 000	过度镇静，中枢和外周的抗胆碱能样作用，明显的心血管反应和致癫孪作用等
奋乃静	1~3	9~12	—	4~24	1~3	6~36	12~42	56	锥体外系反应
三氟拉嗪	1.5~6	22	—	2~10	1~3	2~10	10~20	60	锥体外系反应多见（静坐不能、急性肌张力障碍和类帕金森病）。长期大量使用可发生迟发性运动障碍，中枢和外周的抗胆碱能样作用
氟奋乃静	—	14.7	—	0.4~10	2~3	2.4~10	10~20	20~40	锥体外系反应多见。长期大量使用可发生迟发性运动障碍，中枢和外周的抗胆碱能样作用
氟奋乃静癸酸酯	—	144~216	—		1次/2~3周	12.5~50			同氟奋乃静

续表

药物	t_{max}/h	半衰期/h	血浆蛋白结合率	起始剂量/(mg/d)	服药次数/次	首发剂量/(mg/d)	复发剂量/(mg/d)	最大剂量/(mg/d)	主要不良反应
氟哌啶醇	3~6	13~35	92%	1~10	1~2	1~4	3~15	100	锥体外系反应；可引发心脏传导阻滞猝死的病例报告
氟哌啶醇癸酸酯	4~11天	3周	—		1次/2周	50~100			同氟哌啶醇
五氟利多	24~72	—	—		1次/周	20~80			锥体外系反应。长期大量使用可发生迟发性运动障碍
舒必利	3~6	6~9	40%	50~100	1	200~600	200~600	1 000	失眠、烦躁、泌乳素水平升高和高泌乳素血症，以及锥体外系反应；也可出现心电图改变及氨基转移酶升高
第二代抗精神病药									
氨磺必利	1	12	—	200	1~2	100~300	400~800	1 200	与剂量有关的锥体外系反应；中枢和外周的抗胆碱能样作用；血催乳素水平升高
阿立哌唑	3~5	75	99%	5~15	1	15~30	15~30	30	头痛、困倦、兴奋、焦虑、静坐不能、消化不良、恶心等

续表

药物	t_{max}/h	半衰期/h	血浆蛋白结合率	起始剂量/(mg/d)	服药次数/次	首发剂量/(mg/d)	复发剂量/(mg/d)	最大剂量/(mg/d)	主要不良反应
利培酮	1~2	24	90%	1~2	1~2	1~4	3~10	16	为剂量相关性锥体外系反应和血清催乳素水平增高,其他常见的不良反应包括镇静、头晕等
氯氮平	1~6	12	95%	25	2~4	100~250	300~800	900	有过度镇静、流涎、中枢或外周的抗胆碱能作用,心血管系统影响(常见心动过速)、体重增加等。已有氯氮平致糖脂代谢障碍和引发2型糖尿病的病例。报道的严重不良反应主要为血液系统改变,白细胞减少和粒细胞降低
奥氮平	5~8	30~38	93%	5~10	1	5~15	5~20	20	短暂的镇静、直立性低血压,体重增加的不良反应明显,锥体外系反应的危险性较低,有恶性综合征,暂时性催乳素升高的个案报告

续表

药物	t_{max}/h	半衰期/h	血浆蛋白结合率	起始剂量/(mg/d)	服药次数/次	首发剂量/(mg/d)	复发剂量/(mg/d)	最大剂量/(mg/d)	主要不良反应
喹硫平	1.5	6~7	83%	50	1~2	300~600	400~750	750	嗜睡、头晕和直立性低血压
帕利哌酮	24	23	74%	3~6	1	3~9	3~12	12	静坐不能和锥体外系反应，与性别、种族、年龄等因素无相关性。高泌乳素血症也较常见
齐拉西酮	6~8	7	99%	40	2	40~80	80~160	160	嗜睡、头晕、恶心和头重脚轻，偶有心动过速、直立性低血压和便秘

第三节　抗精神病药的药学监护要点

一、用药前评估

1. 精神分裂症的复发率、致残率高，大多数患者需要长期甚至终身药物治疗。患者的依从性对降低患者的复发率、提高患者的生活质量有极其重要的意义。然而，影响患者依从性的因素很多，包括认知因素、药物因素、社会心理因素等，如否认疾病，缺乏对疾病的认识，缺乏用药需求，缺乏对药物品种、剂量选择的感知，药物的变化及剂量的加减过程繁杂及不能耐受药物不良反应等因素均影响药物的依从性。因此，在治疗前应让患者或其家属充分了解：①抗精神病药不能彻底根治精神分裂症；②抗精神病药种类较多，应结合患者治疗的疗效及不良反应情况来选择药物，不同的患者对药物反应存在差异；③维持治疗的必要性，正确认识药物产生的副作用，消除患者的思想顾虑，主动配合治疗；④增加家庭和社会的关爱，为患者恢复提供良好的氛围及环境，使患者坚持服药以巩固治疗。

此外，根据患者的经济条件、身体状况、精神状况来制订个性化的治疗方案可以增加患者的依从性。

2. 抗精神病药的不良反应很多，因此开始接受抗精神病药治疗前，患者应完善基本的体格检查和实验室检查，以便于在后续治疗过程中进行评估。主要评估要点如下：

（1）体格检查：检查体重指数、腰围、心电图、血压以及是否存在静坐不能、帕金森综合征、肌张力障碍，还需检查面部、口周区域、舌及四肢的运动是否异常。

（2）实验室检查：完善全血细胞计数、电解质、空腹血糖、血脂全套、催乳素水平、肌酸磷酸激酶以及肝、肾和甲状腺功能检查。

二、用药中评估

用药过程中评估患者的个体病情差异，选择抗精神病药的种类和剂型。同时评估患者对药物的临床反应及不良反应发生情况，有利于及时调整给药方案。

1. 诊治方案及药物的选择

（1）以幻觉、妄想等精神病性症状为主的患者的处理流程：如图 2-1 所示。

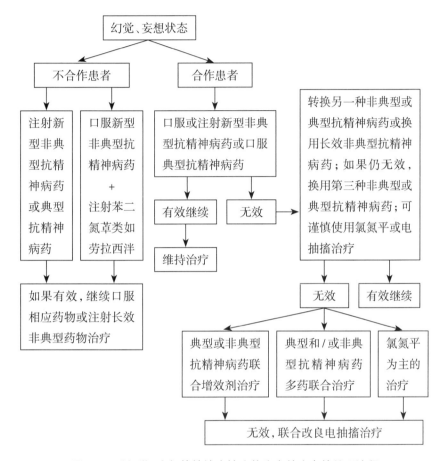

图 2-1　以幻觉、妄想等精神病性症状为主的患者的处理流程

（2）以兴奋、激越和暴力行为为主要临床症状的患者的处理流程：如图 2-2 所示。

（3）以紧张症状群或精神运动性抑制为主要临床症状的患者的处理流程：如图 2-3 所示。

（4）以阴性症状为主要临床症状的患者的处理流程：如图 2-4 所示。

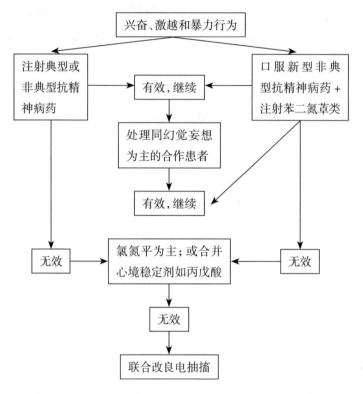

图2-2　以兴奋、激越和暴力行为为主要临床症状的患者的处理流程

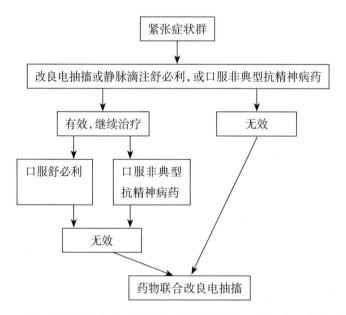

图2-3　以紧张症状群或精神运动性抑制为主要临床症状的患者的处理流程

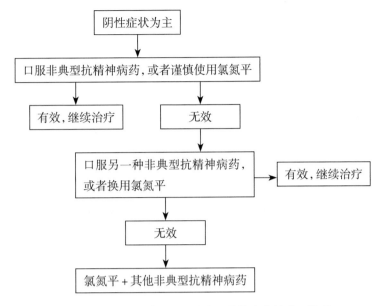

图2-4　以阴性症状为主要临床症状的患者的处理流程

（5）以阳性症状为主同时伴抑郁的患者的处理流程：如图2-5所示。

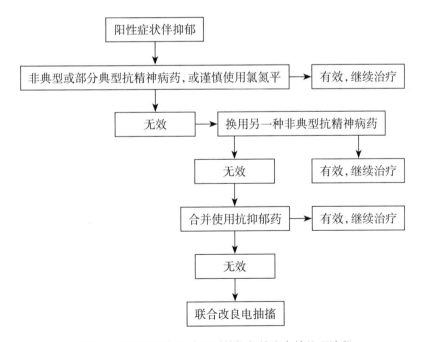

图2-5　以阳性症状为主同时伴抑郁的患者的处理流程

（6）有突出的自杀或自伤行为的患者的处理流程：如图2-6所示。

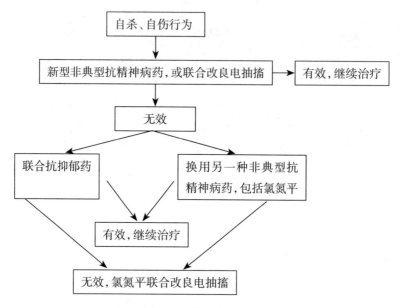

图2-6 有突出的自杀或自伤行为的患者的处理流程

2. 治疗中相关指标的监测 精神分裂症的治疗过程中，不良反应是中断治疗的常见原因，尤其是疗效不佳时。然而，患者并非总是自发报告不良反应，因此系统的询问、体格检查和必要的生化检查是准确评估不良反应是否存在、不良反应严重程度、患者自我感受的主要途径，也是药学监护的重要手段。对于抗精神病药需常规监测的指标及处理注意事项见表2-2。

表2-2 抗精神病药需常规监测的指标及处理注意事项

用药中的监测指标	监测频率	药物注意事项	不需监测的药物
全血细胞计数	每年常规体检，检测慢性骨髓抑制	氯氮平18周内每周检测；之后每2周1次，至1年；1年后每月1次	无
肝功能	每年常规体检	氯氮平和氯丙嗪可导致肝衰竭	氨磺必利、舒必利
肾功能	每年常规体检	氨磺必利和舒必利经肾排除，若肾小球滤	无

用药中的监测指标	监测频率	药物注意事项	不需监测的药物
		过率下降,应考虑减少剂量	
血脂	开始治疗后每 3 个月评估,之后每年 1 次	氯氮平、奥氮平、喹硫平、吩噻嗪类第 1 年每 3 个月 1 次,之后每年 1 次	无
血糖	每 6 个月 1 次,1 年后每年 1 次	氯氮平、奥氮平、氯丙嗪应每 6 个月 1 次	无
催乳素	每 6 个月 1 次,1 年后每年 1 次	氨磺必利、利培酮和帕利哌酮易致高催乳素血症	阿塞那平、阿立哌唑、氯氮平、鲁拉西酮、喹硫平、奥氮平(< 20mg/d)。齐拉西酮一般不升高催乳素,但若出现症状,应检测
甲状腺功能	使用喹硫平应每年常规体检	无	无
血压	剂量增加期间监测	氯氮平、氯丙嗪和喹硫平易致直立性低血压	氨磺必利、阿立哌唑、鲁拉西酮、三氟拉嗪、舒必利
心电图	入院初和出院前;剂量增加时;使用 Q-Tc 间期延长中、高风险的药物;其余每年常规检查	氟哌啶醇、匹莫齐特、舍吲哚、齐拉西酮应强制检查	无
体重及身高	患者出现体重增加迅速时增加监测频率	平均每 3 个月复查	阿立哌唑、齐拉西酮
血药浓度	开始用药及剂量调整至少 3 天后监测,直到症状控制良好、血药		根据疗效和耐受性逐渐增加,或存在无效或中毒等情况

用药中的监测指标	监测频率	药物注意事项	不需监测的药物
	浓度稳定,而后平均每 3 个月复查。当可能存在药物相互作用或有相关不良反应时增加监测频率		
备注	服用氯氮平时应每年常规复查脑电图		

3. 药物剂量的调整　药物剂量调整应根据患者的耐受情况,尽快从初始剂量调整至治疗剂量范围。喹硫平、氯氮平需要逐渐增加剂量至达到治疗剂量。每种药物的剂量调整时间不同,主要取决于患者对药物引起镇静和低血压倾向的耐受性。大多数情况下,使用喹硫平的患者可在 5~6 日达到治疗水平,而使用氯氮平可能需要更长的时间,一般 2~3 周时达到治疗水平。

4. 抗精神病药换用　在评估患者疗效的过程中,发现疗效差或患者不能耐受不良反应,可以换用其他抗精神病药。如患者抗精神病治疗的第一阶段出现体重增加,在换用齐拉西酮后体重通常减轻。换用药物常采取标准的交叉逐步调整剂量,用数日至数周,通过逐渐减少当前所用药物的剂量至停药,同时逐渐增加替换药物的剂量。

5. 依从性　很少有患者能很好地规律服药,常常表现为少服、漏服或过早中断药物治疗,服药的依从性差。调查研究表明,初次发作有 60% 的患者服药依从性差,74% 的患者在用药的 1 年半内中断药物治疗。在最初治疗的第 1 年内,依从性好的患者不到 50%。患者的依从性差、过早中断治疗会影响预后和功能恢复。治疗过程中,有条件可以采用血药浓度监测评估依从性。

三、不良反应监护及处理

抗精神病药的药理作用广泛,可以引起一系列不良反应,不良反应的产生主要与其受体作用特点有关,如药物与胆碱 M 受体结合可引起抗胆碱能作用(包括视物模糊、便秘、口干、出汗减少、窦性心动过速、青光眼、排尿困难和尿潴留等,严重病例可出现麻痹性肠梗阻和谵妄);拮抗 DA 受体不仅能发挥治疗作用,还会引起内分泌紊乱、高催乳素血症、月经紊乱、性功能障碍、静坐不能、急性肌张力障碍、帕金森综合征及迟发性运动障碍等;拮抗 α_1 受体可引起直立性低血压、反射性心动过速、头晕和射精障碍等;拮抗组胺受体可引起低血压和体重增加等。目前,有些不良反应(如粒细胞缺乏症、恶性综合征等)的发生机制尚不明确。处理和预防药物不良反应与治疗原发病同等重要,详细见表2-3。

表2-3　常见不良反应及处理

不良反应类型	亚型	临床表现	处理方法
锥体外系不良反应	急性肌张力障碍	出现较早,由于局部肌群持续或短暂的肌肉强直性收缩,呈现不由自主的、各式各样的奇特表现,包括眼上翻、斜颈、颈后倾、面部怪相和扭曲、吐舌、口吃、角弓反张和脊柱侧弯等。急诊就诊时易误诊为破伤风、癫痫,新近服用抗精神病药史有助于诊断	肌内注射东莨菪碱0.3mg或异丙嗪25~50mg可即时缓解。有时需减量并加服抗胆碱药苯海索。苯扎托品1~2mg静脉注射或肌内注射,单剂量使用。急性症状缓解后,以最低有效口服剂量的苯扎托品代替
	静坐不能	治疗1~2周后出现,患者来回走动、情绪焦虑或不愉快,表现为无法控制的激越和不安、不能静坐、反复走动或原地踏步。易误诊为精神病性激越或精神病加剧,故而增加药量,会使症状进一步恶化	苯二氮䓬类和β受体拮抗剂普萘洛尔有效,抗胆碱药通常无效。普萘洛尔20~40mg口服,每日3~4次;地西泮2~5mg口服,每日3次
	帕金森病	治疗初期的1~2个月出现,表现为运动不能、肌张力高、震颤和自主神经功能紊乱。最初是运动过缓,表现为写字越来越小,运动不能的发生伴有用于精细重复动作的肌肉软弱无力,手足震颤和肌张力增高;严重者协调运动丧失,僵硬,慌张步态,面具样脸,粗大震颤,流涎和皮脂溢出	苯海索2~12mg/d,几个月后逐渐停药,应缓慢加药或使用最低有效量。抗胆碱药减轻震颤的作用比减轻运动不能更有效。苯扎托品0.5~2mg口服,每日1次。抗胆碱药的用药时间至多几周

不良反应类型	亚型	临床表现	处理方法
	迟发性运动障碍（TD）	多见于持续用药几年后，以不自主的、有节律的刻板式运动为特征，睡眠时消失，情绪激动时加重。最早的体征是舌或口唇周围轻度震颤，老年人最具特征，肢体运动在年轻患者中较常见，老年患者可发展为不可逆性	尚无有效治疗药物，关键在于预防，使用最低有效量或换用锥体外系反应低的药物。部分病例应用异丙嗪可以改善。抗胆碱药可加重TD，应避免使用
中枢神经系统不良反应	精神方面	过度镇静、头晕和反应迟钝常是由于直立性低血压所致。利培酮、哌嗪类的吩噻嗪类和苯甲酰胺类有激活作用，可出现焦虑、激越、失眠等	镇静作用常在早期出现，将每日剂量的大部分在睡前服用，严重者应该减药，并告诫患者勿驾车、操纵机器或从事高空作业
	恶性综合征	是一种少见的、严重的不良反应，临床特征是意识波动、肌肉强直、高热和自主神经功能不稳定，最常见于氟哌啶醇、氯丙嗪和氟奋乃静等治疗时，加量过快时易发生，可见肌磷酸激酶升高	停药，可用肌松药对症治疗，间隔2周左右可再次应用
	癫痫发作	抗精神病药可降低抽搐阈值，多见于抗胆碱能作用强的药物，如氯氮平、氯丙嗪和硫利达嗪，但氟哌啶醇和氟奋乃静在治疗伴有癫痫的精神病患者时是安全的	需调整精神障碍药物的剂量，避免药物相互作用
自主神经系统不良反应	抗胆碱能作用	口干、视物模糊、排尿困难和便秘等。氯氮平、氯丙嗪和硫利达嗪多见，氟哌啶醇、氟奋乃静少见。严重者有尿潴留、麻痹性肠梗阻和口腔感染，尤其是合用抗胆碱药及三环类抗抑郁药时易发生	对症处理，如用肠道软化剂、泻药、补充含纤维较多的饮食或增加体液摄入等以治疗便秘

续表

不良反应类型	亚型	临床表现	处理方法
	α肾上腺素能受体拮抗作用	表现为直立性低血压(氯丙嗪、氯氮平、喹硫平、利培酮和帕利哌酮较多见)、反射性心动过速及射精延迟或抑制	让患者平卧,头低足高,监测血压。如患者的血压不能恢复,通常肌内注射或静脉使用去氧肾上腺素或去甲肾上腺素,避免使用肾上腺素。必要时静脉注射葡萄糖维持生命体征
内分泌和代谢系统	催乳素和血糖	催乳素水平增高是该类药物的重要不良反应,多见于舒必利、利培酮以及高效价的传统药物,妇女中常见溢乳、闭经和性欲降低,男性常见性欲丧失、勃起困难和射精抑制。氯丙嗪、氯氮平和奥氮平可抑制胰岛素分泌,导致血糖升高和尿糖阳性,还可引起体重增加	临床上通常不特别处理,该反应呈剂量依赖性,减量或者停药后可以逐步恢复正常。如患者有治疗需求:①药物对症处理;②减药或换用另一种影响小的药物;③闭经可采用中药治疗
心血管系统不良反应		氯丙嗪和硫利达嗪等可导致心电图异常,且与剂量有关。肌内注射氟哌啶醇也可引起Q-Tc间期轻度延长,尤其老年患者多见,心律失常会危及生命。第二代抗精神病药中,齐拉西酮和舍吲哚的影响最大,可引起Q-Tc间期明显延长	定期监测心电图,严重的心律失常应停药或改用其他药物
消化系统不良反应		谷丙转氨酶一过性升高,出现胆汁淤积性黄疸。严重时可以出现乏力、发热、黄疸等药源性肝炎的症状	一般可自行恢复,无自觉症状。轻者不必停药,可减量;重者可出现黄疸,应停药并给予护肝治疗

续表

不良反应类型	亚型	临床表现	处理方法
血液系统不良反应		粒细胞严重缺乏,以氯氮平多见	停药
停药反应		长期服用氯氮平突然停药,可出现撤药症状,表现为胆碱能症状反跳、精神症状恶化、激越、意识紊乱、寒战等,可引起谵妄,发生率为16%。利培酮撤药后的运动障碍值得注意,可致抽动综合征	逐步减量
其他		非典型抗精神病药引起的其他不良反应有尿潴留、遗尿、肾损害、皮炎、记忆力下降、视物模糊、头昏眩晕、疲乏、发热	对症处理

四、特殊人群的药物治疗

(一)妊娠期患者

近年来,精神分裂症呈高发、低龄趋势,且分裂症患者停药后的复发率较高,需要长期服药。其中,女性精神分裂症患者的高发年龄段为25~35周岁,恰与女性的最佳生育年龄"重合",有精神病病史的女性在妊娠时通常也会服用抗精神病药。抗精神病药可透过胎盘,可能引起新生儿出现先天缺陷,包括器官畸形、新生儿综合征、出生后行为畸变等,尽管此类发生率只有3%,但相关风险仍不能忽视。然而如果不使用抗精神病药治疗,妊娠期病情不稳定,不仅可能会发生胎儿中枢神经发育不良和潜在的胎盘不完整,而且会给母体自身带来危险,甚至自杀风险。因此,妊娠期抗精神病药的合理使用对预防新生儿出生缺陷无疑是十分重要的。

第一代抗精神病药以氯丙嗪和氟哌啶醇为代表,氯丙嗪的致畸危险性不大,有研究对服用氯丙嗪及未服用氯丙嗪的孕妇进行比较,结果显示服药组的致畸率(3.5%)比未服药组(1.6%)轻度升高($P < 0.01$),但仍在基础畸形率

范围内。奋乃静最安全,未见其对母婴产生不良反应的报道。舒必利、三氟拉嗪及氟奋乃静癸酸酯在妊娠期使用似无致畸性,但能拮抗多巴胺 D_2 受体,升高血催乳素,引起锥体外系反应,对妊娠产生影响。总的来讲,第一代抗精神病药比第二代抗精神病药(或未使用抗精神病药)引起的早产和低出生体重更为常见。第二代抗精神病药可增加体重,致叶酸缺乏,从而有增加婴儿神经管缺陷的危险性。

抗精神病药的妊娠安全较复杂,参照美国食品药品管理局将妊娠期用药分为 A、B、C、D、X 五大类(表2-4)。A 类药物:已有充足的对照研究未能证明妊娠期前 3 个月用该类药物会对胎儿造成风险。B 类药物:充足的动物实验未能证明该类药物会对胎儿造成风险,但没有充足的人体对照研究。C 类药物:动物实验已证明该类药物对胎儿会造成不良影响,且没有充足的人体对照研究,但潜在利益仍支持妊娠期使用该类药物,尽管有潜在风险存在。D 类药物:人体试验已证明该类药物对胎儿会造成不良反应,但潜在利益仍支持妊娠期使用该类药物,尽管有潜在风险存在。X 类药物:动物实验和人体试验均证明该类药物对胎儿会造成不良反应,且妊娠期使用该类药物的风险明显大于潜在利益,妊娠期禁用。

表 2-4　抗精神病药的妊娠安全性级别

妊娠安全性级别	相应药物
A	无
B	氯氮平,丁螺环酮,安非他酮,马普替林,唑吡坦
C	奥氮平,帕利哌酮,利培酮,喹硫平,齐拉西酮,阿立哌唑,氯丙嗪,奋乃静,氟哌啶醇,氟西汀,舍曲林,艾司西酞普兰,西酞普兰,氟伏沙明,度洛西汀,文拉法辛,米氮平,多塞平,曲唑酮,多奈哌齐,加巴喷丁
D	丙戊酸钠,卡马西平,锂盐,地西泮,阿普唑仑,劳拉西泮,氯硝西泮,咪达唑仑,帕罗西汀,阿米替林,丙米嗪
X	三唑仑,艾司唑仑
不详	舒必利,氨磺必利

尽管"ABCDX"妊娠安全性分类系统存在缺陷,过度简化,没有描述相对风险,但此分类系统比较直观,仍具备参考价值。

如果患者为经治疗后痊愈且低剂量巩固治疗已经超过 2 年的妇女，考虑停药妊娠，可以降低药物带来的不良影响。停药之前应告知患者及其家属停药的风险，同时建议家属密切观察，如出现早期复发的征兆应及时去医院就诊。如果该患者正在使用有升高分泌催乳素倾向的药物，建议监测其血浆催乳素，催乳素太高可能会影响生育，可以考虑更换其他治疗药物。

妊娠期抗精神病药使用的一般原则如下：

1. 对新诊断精神分裂症的孕妇

（1）除非利大于弊，否则在妊娠早期要尽量避免所有药物的暴露。

（2）除非药物治疗无效或不适合，应使用已证实药物的最低有效剂量。

2. 服用抗精神病药的女性计划怀孕

（1）若状态良好或复发风险低，应该考虑终止药物治疗。

（2）对于患严重精神分裂症或复发风险高的女性，终止治疗是不明智的，应当考虑换用低风险的药物，但需注意换药可能增加复发风险。

3. 服用抗精神病药物时意外怀孕

（1）患有严重的精神分裂症或者复发风险高的女性，怀孕后突然终止治疗是不可取的。相对于继续有效的药物治疗，复发最终对母亲和胎儿的危害更大。

（2）考虑继续目前的（有效的）药物，而不是换药，以减少胎儿暴露的药物种类。如果患者吸烟（吸烟在患有精神疾病的孕妇中更为常见），鼓励其改用尼古丁替代疗法。吸烟有很多不良反应，而尼古丁替代疗法则很少出现，所以建议最好转诊到戒烟机构。

4. 在所有孕妇中

（1）保证患者尽可能参与所有决策。

（2）使用最低有效剂量，并使用已知对母亲和胎儿风险最低的药物。

（3）药物种类尽可能少，不管是同时使用，还是先后使用。

（4）随着妊娠进程和药物代谢改变，准备调整药物剂量。在妊娠晚期，往往需要加大剂量，因为此时患者的血容量较孕前增加约 30%。同时，妊娠期代谢酶活性变化明显，妊娠末期的 CYP2D6 活性几乎增加 50%，CYP1A2 活性下降达 70%。有条件可监测血药浓度水平以调整用药剂量。

（5）考虑转诊到围生期专科机构，并保证充分的胎儿筛查。

（6）注意分娩时个别药物的潜在问题。

（7）告知产科团队患者抗精神病药物的使用情况和可能的并发症，监测新生儿的撤药反应。

（8）记录所有的决定。

（二）哺乳期妇女

产后精神症状复发的风险高，停药者需要重新开始原有的药物治疗。抗精神病药能进入母乳，哺乳期科学合理使用抗精神病药十分必要和重要。通常乳汁浓度大大低于母体内浓度（＜10%），导致婴儿出现与剂量相关不良事件的可能性不大，可以考虑母乳喂哺，但需要监测婴儿的警觉程度，如新生儿可能出现过度镇静、锥体外系反应等。哺乳期使用氟哌啶醇可造成新生儿血小板聚集等；使用氯丙嗪可致婴儿过度镇静等；母亲服用氯氮平者，也可能对胎儿产生影响，因此最好服用以上药物时避免母乳。部分患者母亲为保障绝对安全，将开始药物治疗的时间推迟至哺乳期结束后，这样容易导致病情反复的高风险。

（三）儿童和青少年

儿童和青少年的中枢神经系统还处于持续性发育过程中，因此儿童和青少年患者对药物的反应比较敏感，疗效反应和不良反应也相对较为明显。抗精神病药的选择需由患者及其监护人与医师一起共同决定，且治疗前需告知患者及家属药物的可能风险及相关不良反应，如体重增加、代谢紊乱、锥体外系反应、心血管不良反应（包括Q-T间期延长）、内分泌不良反应（包括催乳素增高）及其他不适。

一般而言，对儿童和青少年精神分裂症的治疗，其程序与成年人相同，口服抗精神病药联合家庭干预和个体认知行为治疗。对于已被批准用于儿童和青少年的抗精神病药，剂量应该在成人剂量范围的下限；若未批准，剂量应当低于该下限，如表2-5所示。但不建议使用抗精神病药的快速滴定法和联合用药，除非换药桥接期间。同时撤药需要逐步进行，并定期监测复发迹象和症状。撤药后，至少2年内继续监测复发迹象和症状。

表2-5　儿童和青少年精神病治疗药物总结

推荐程度	药物品种及剂量
首选	阿立哌唑（最高剂量到30mg）
	奥氮平（最高剂量到20mg）
	利培酮（最高剂量到6mg）
次选	换用上述药物中的另外一种
第三选择	氯氮平

（四）老年人

老年患者的机体和生理发生改变,对药物可能更加敏感,因此选用时需全面考虑。一般建议:①对老年人的精神症状进行评估,明确是否需要药物治疗。②评估可能的不良反应,尽可能选用抗胆碱能和心血管系统不良反应少、镇静作用弱和无肝、肾毒性的精神障碍药物;以第二代抗精神病药为主,尽可能少选用第一代抗精神病药。③选择恰当的药物,从小剂量开始,逐步加量,通常起始剂量为青壮年剂量的 1/4~1/2,治疗剂量一般为青壮年剂量的 1/3~1/2,最大剂量请参考表 2-6。④尽量避免联合用药。⑤治疗药物出现不良反应时,尽量不添加另外的药物,寻找一个耐受性更好的药物来替代。⑥如合并使用治疗窗窄的药物,如地高辛、华法林、茶碱、苯妥英和锂盐,应注意监测血药浓度。

表 2-6　第二代非典型抗精神病药的老年人推荐剂量表

药物	适应证	老年人的最大剂量
氨磺必利	慢性精神分裂症	至少 200mg/d;最大剂量为 400mg/d
	晚年精神病	200mg/d
	阿尔茨海默病的激越/精神病	50mg/d
阿立哌唑	精神分裂症、躁狂症（口服）	早晨 20mg
	控制激越（肌内注射）	15mg/d
氯氮平	精神分裂症	100mg/d
	帕金森病相关精神病	50mg/d
奥氮平	精神分裂症	夜间 15mg
	阿尔茨海默病的激越/精神病	夜间 10mg
喹硫平	精神分裂症	200~300mg/d
	阿尔茨海默病的激越/精神病	100~300mg/d
利培酮	精神分裂症	4mg/d
	迟发性精神病	2mg/d（最佳剂量为 1mg/d）
	阿尔茨海默病的激越/精神病	夜间 10mg
氟哌啶醇	精神病 激越	注意 > 3.5mg 评估耐受性和心电图,最多 10mg/d（口服）或 5mg/d（肌内注射）

第四节　案　例

案例1：

1. 患者基本情况　患者，女，48岁，已婚，身高160cm，体重52kg，体重指数20.3kg/m^2。于2013年11月21日因"反复发作疑人迫害，自言自笑30年，加重1个月"入院。

患者自18岁因恋爱失败后出现自言自语、疑人跟踪、臆想、喜往外跑等精神异常症状，经治疗后好转（具体治疗方案不详）。近30年来不间断发病，于多家医院多次住院治疗，曾服舒必利、奋乃静等药物治疗（具体用法用量不详），坚持服药，病情稳定时能正常工作和社交。2013年10月，患者的儿子因情绪低落自杀后，患者受到强烈的精神刺激，开始出现自言自语、疑人跟踪、不敢关灯睡觉、喜往外跑、易怒、反应迟钝等精神异常症状，于10月28日就诊于某省脑科医院，予阿立哌唑10mg p.o. t.i.d. 治疗，病情好转，但血糖一直控制不佳，最高达28.3mmol/L，尿糖++++。2013年11月21日收住精神科。

诊断：精神分裂症；2型糖尿病。

2. 治疗方案

（1）抗精神分裂症：阿立哌唑片10mg t.i.d. p.o. 第1~34日；苯海索片2mg q.d.p.o. 第2~14日。

（2）控制血糖：甘精胰岛素注射剂10~16IU 每晚 iv.gtt 第3~34日；门冬胰岛素注射剂4~10IU t.i.d. iv.gtt 第2~34日；阿卡波糖片50mg t.i.d. p.o. 第15~34日；二甲双胍片500mg t.i.d. p.o. 第16~34日。

（3）抗感染治疗：美洛西林钠/舒巴坦钠粉针0.9% NS 2.5g b.i.d. iv.gtt 100ml 第11~14日；哌拉西林/他唑巴坦粉针0.9% NS 4.5g q8h. iv.gtt 100ml 第15~27日；利奈唑胺片600mg q12h. p.o. 第16~22日。

3. 治疗经过　患者入院时有精神症状且血糖控制不佳，入住精神科后即予阿立哌唑片10mg t.i.d. p.o. 进行抗精神分裂症治疗。同时，患者患有2型糖尿病，且血糖控制不佳、C-肽水平低、胰岛功能极差，入院后即予"三短一长"的胰岛素（短：门冬胰岛素，长：甘精胰岛素）注射方案。但患者饮食不当，好吃零食，致使血糖情况控制不佳，餐后血糖多次高于20mmol/L，随机血糖多次波动在 20mmol/L 左右。患者于入院后第 10 天出现左手肿胀、压痛，左手中指淤青肿胀情况，逐渐出现左手及左前臂红肿、肌痛、局部皮温高、触痛明显，左肘内侧可扪及一较硬的质块，左前臂腕横纹上可见大水疱，约 10cm×8cm。于 2013 年 12 月 05 日（入院后第 15 天）转入内分泌科，转科诊断为 2 型糖尿病，糖尿病皮肤病变；精神分裂症；左手蜂窝织炎。转入内分泌科后，治疗的重点在于控制患者的血糖与抗感染治疗，药物方面继续使用阿立哌唑 10mg t.i.d. p.o. 抗精神病；在"三短一长"的胰岛素方案基础上，加二甲双胍片 500mg t.i.d. p.o. 调节血糖，以阿卡波糖 50mg t.i.d. p.o. 降低餐后血糖，根据每日的血糖情况对药物剂量进行调整，同时对患者进行用药教育和运动与饮食方面的指导；针对左手蜂窝织炎，予哌拉西林 / 他唑巴坦 4.5g iv.gtt q8h. 联用利奈唑胺 600mg p.o. q12h. 抗感染治疗，加强创面换药，患者于 2013 年 12 月 25 日出院。出院时患者精神症状控制好，血糖控制尚可，空腹血糖波动于 5.0~7.5mmol/L，餐后 2 小时血糖波动于 6.5~10.0mmol/L；抗感染治疗有效，左上肢蜂窝织炎基本痊愈。

4. 药学监护计划

（1）抗精神分裂症治疗：①密切监护患者的精神状况，包括一般表现、认知活动、情感反应，若出现异常，及时处理；②监护服用药物可能引起的不良反应，如阿立哌唑可能引起的流感样综合征、胸痛、颈痛，苯海索片可能引起的口干、视物模糊等。

（2）控制血糖：每日监测患者的空腹及三餐后血糖，根据血糖控制情况及时调整降糖药物方案。

（3）抗感染治疗：①监测反映感染的各项指标，如患者的体温、血常规、CRP、PCT、创面情况、微生物培养结果等；②监护所服用药物可能引起的常见药物不良反应，如哌拉西林钠 / 他唑巴坦可能引起的皮疹、皮肤瘙痒等，利奈唑胺可能引起的血小板减少症。

5. 药学分析与建议　患者入院诊断为精神分裂症合并 2 型糖尿病。目前研究认为精神分裂症与糖尿病存在某些共同的致病基因。非典型抗精神病药（氯氮平、奥氮平、利培酮、阿立哌唑等）是治疗精神分裂症的一线用药。研究证实，奥氮平、氯氮平、利培酮等药物可引起体重增加、血糖升高、血脂升高等不良反应，发生代谢综合征的概率较高。其机制可能与奥氮平等药物拮抗 5-HT$_{1A}$ 受体，引起胰岛素细胞反应下降，机体胰岛素水平低、血糖升高有关。因此对精神分裂症合并 2 型糖尿病的患者，一般不推荐使用此类药物。基于此点考虑，入院后予非典型抗精神病药阿立哌唑片（10mg p.o. t.i.d.）进行治疗，阿立哌唑属喹啉类衍生物，其与 D_2、D_3、$5-HT_{1A}$、$5-HT_{2A}$ 受体具有高亲和力，与 D_4、$5-HT_{2c}$、$5-HT_7$、α_1、H_1 受体及 5-HT 重吸收位点具有中度亲和力，阿立哌唑为 D_2 和 $5-HT_{1A}$ 受体部分激动剂，也是 $5-HT_{2A}$ 受体拮抗剂。故阿立哌唑与其他抗精神病药一样，通过抑制中脑－边缘通路多巴胺功能亢进，对呈现阳性症状的精神分裂症患者具有治疗作用。研究表明，阿立哌唑的安全性高，不良反应发生率低，其对血糖或血脂的影响较小，适用于精神分裂症合并 2 型糖尿病的患者。

入住后患者的血糖一直控制不佳，查随机血糖为 25.0mmol/L，餐后 2 小时血糖为 21.0mmol/L。给予患者"三短一长"的强化治疗方案，即睡前注射 1 次长效胰岛素（甘精胰岛素）作为基础胰岛素，加三餐前注射短效胰岛素（门冬胰岛素），此方案剂量调整方便，可更好地控制血糖。后又加口服二甲双胍、阿卡波糖降血糖，血糖控制仍不理想，餐后血糖多次高于 20.0mmol/L，随机血糖多次波动在 20mmol/L 左右。究其原因与患者饮食不当，好吃零食有关。针对上述情况，对患者及其家属进行饮食、用药、运动教育，并根据血糖情况调整降糖药物的用量，患者的血糖最终控制尚可。药物、饮食、运动的综合治疗是控制血糖的关键。

入院后患者的血糖控制不佳，餐后血糖波动于 20.0mmol/L，感染的风险大，于入院后第 10 天出现左手肿胀、压痛，左手中指淤青肿胀情况，送患处脓液培养未见异常菌，行经验治疗，予美洛西林钠/舒巴坦钠粉针 2.5g b.i.d. iv.gtt 进行抗感染治疗 4 天，但效果不佳，炎症指标上升，创面进一步扩大，左手掌及前臂出现蜂窝织炎。针对蜂窝织炎，请相关科室会诊，考虑混合感染（G^+、G^- 菌）感染的可能性大，停用美洛西林钠/舒巴坦钠，予哌拉西林/他唑巴坦 4.5g iv.gtt q8h. 联用利奈唑胺 600mg p.o. q12h. 抗感染治疗，加强换药、高压氧治疗，密切监测与感染相关的各项指标，控制血糖水平。经过上述处理后，感染得到较好的控制，创面恢复情况良好。经过 34 天的治疗，于 2013 年 12 月 25 日出院。

案例 2：

1. 患者基本情况　患者，女，32 岁，已婚，身高 155cm，体重 48kg，体重指数 $20.0kg/m^2$。于 2016 年 9 月 6 日因怀疑有人在她家安装了窃听器，"疑被人跟踪，有人会伤害她"收入医院精神科。

诊断：精神分裂症。

2. 治疗方案　患者入院医院诊断为"精神分裂症"，口服奥氮平进行治疗，从小剂量（5mg），逐步增加剂量，吃药50多天后，被害幻想消失。2个月后门诊复诊，患者家人反映患者的食量较平时明显增加，同时体重增加10kg。医嘱告知其控制饮食、适当增加运动，但该患者不愿运动，饮食也未加控制，体重进一步增加。再次复诊时，医师考虑到该患者的体重增加明显，于是逐步停用奥氮平，改用齐拉西酮进行治疗，监测不良反应和体重。继续服药，患者的各项常规检查正常，精神症状消失，社会功能恢复，自知力恢复，同时能帮忙做家务等日常活动。病情稳定后，患者在医师的指导下已经将齐拉西酮减至最低有效剂量进行维持治疗，没有出现明显的不良反应。

3. 药学监护计划　该患者病情简单，未合并其他疾病。药学监护的主要内容包括抗精神分裂症治疗的疗效和不良反应。①疗效评估：药物逐步加量后，宜密切监护患者被害幻想的改善情况，通过言语交流和患者的认知活动来评估患者对药物的反应；②抗精神病药物的不良反应较多，应关注该患者服用奥氮平和齐拉西酮引起的不良反应。

4. 药学分析与建议　该患者以被害幻想入院，经评估为合作患者，因此按照相关诊治指南，可口服或注射新型非典型抗精神病药。考虑为初次发病，采用以奥氮平为基础的口服用药方案。该患者逐步加量到治疗剂量后，患者被害幻想的症状逐步消失，但患者的体重增加明显，医师建议控制饮食、适当增加运动。但该患者生活比较懒散，不愿意活动，体重继续增加。鉴于以上情况，医师调整给药方案，改用齐拉西酮。齐拉西酮虽然没有体重增加的不良反应，但有嗜睡、头晕、恶心和头重脚轻的不良反应，偶有心动过速、直立性低血压和便秘，治疗过程中应予以关注。

（刘艺平　张毕奎）

第三章 双相障碍药物治疗的药学监护

第一节 双 相 障 碍

一、概　　述

双相障碍（bipolar disorder）也称双相情感障碍，是一种常见的严重慢性精神障碍。以情绪、精力和行为的极端周期性波动为特征，呈循环发作的心境障碍。较之抑郁障碍（单相抑郁）患者，双相情感障碍患者在发病过程中以狂躁、轻狂躁或者混合发作为特点。

二、病因与发病机制

双相障碍的发病机制尚不十分清楚。目前倾向认为，遗传与环境因素在其发病过程中均有重要作用，而以遗传因素的影响更为突出。双相障碍具有明显的家族聚集性，其遗传倾向较精神分裂症、抑郁障碍等更为突出，遗传度高达85%，但其遗传方式不符合常染色体显性遗传，属多基因遗传。家系研究发现，双相障碍Ⅰ型者的一级亲属中患双相障碍Ⅰ型者的可能性较健康人群高8~18倍。约半数双相障碍Ⅰ型患者其双亲中至少有一方患心境障碍，且常常是抑郁障碍（重症抑郁）。父母中若一方患有双相障碍Ⅰ型，其子女患双相障碍的概率约为25%；若父母双方均患有双相障碍Ⅰ型，其子女患双相障碍的概率达50%~75%。双生子研究发现，单卵双生子双相障碍Ⅰ型的同病率达33%~90%，而双卵双生子为5%~25%。

除此之外，双相障碍的发病机制可能与中枢神经系统的神经递质功能异常有关的理论得到学界重视。其中5-羟色胺（5-hydroxytryptamine, serotonin, 5-HT）和去甲肾上腺素（norepinephrine, NE）能神经递质功能紊乱与双相障碍的关系最为密切。研究发现，无论抑郁还是躁狂，患者脑脊液中5-HT的代谢产物5-羟吲哚乙酸（5-HIAA）浓度都是降低的，而NE的代谢产物3-甲氧基-4-羟基苯乙二醇（MHPG）在抑郁时降低，躁狂时增高；随抑郁症状的缓解，

MHPG 逐渐恢复，而 5-HIAA 的浓度仍持续降低。由此推测，5-HT 缺乏可能是双相障碍（躁狂症状和抑郁症状）的神经生化基础，是易患双相障碍的特质标记（trait marker）；但仅有 5-HT 缺乏并不一定导致疾患，需兼有 NE 异常才会表现临床症状。NE 异常可能是双相障碍的状态标记（state marker），NE 不足出现抑郁症状，亢进则出现躁狂症状，但也存在与上述观点矛盾的研究报道。另外，双相障碍的发病也可能与多巴胺（dopamine, DA）有关。研究发现 DA 的前体左旋多巴（L-dopa）可以使双相抑郁转为躁狂；DA 激动剂可以导致躁狂发作；另一 DA 激动剂溴隐亭也有抗抑郁作用，使部分双相患者转为躁狂。新型抗抑郁药如诺米芬辛（nomifensine）、安非他酮（amfebutamone）主要是拮抗 DA 的再摄取；选择性突触后 DA 受体激动剂 piribedil 能治疗抑郁障碍。另有研究发现，抑郁发作时患者尿液中的 DA 代谢产物高香草酸（HVA）水平降低。除此之外，研究发现其他神经递质如乙酰胆碱与去甲肾上腺素、谷氨酸、γ- 氨基丁酸等也与双相障碍的发病相关。由于中枢神经递质系统本身非常复杂，且各神经递质之间的相互作用也非常复杂，神经递质功能障碍与双相障碍发病机制的关系尚待进一步探究。

三、临 床 表 现

双相障碍的临床表现隐匿，常被误诊及漏诊。Hirschfeld 等（2003）报道美国的研究显示，双相障碍患者发病后要经过平均 7~10 年才能得到首次治疗，有 69% 的患者曾被诊断为其他疾病，其中以单相抑郁障碍最常见（60%），26% 的患者曾被诊断为焦虑障碍（双相障碍漏诊），18% 的患者曾被误诊为精神分裂症，其他疾病包括人格障碍、精神活性物质滥用等。

双相障碍早期识别的关键，首先是对轻躁狂发作的重视与识别。躁狂发作时表现为情感高涨、兴趣与动力增加、言语行为增多；而抑郁发作时则出现情绪低落、兴趣减少、疲乏，思维行为迟滞等核心症状。病情严重者常共患焦虑症状和物质滥用，在发作高峰期还可出现敏感、多疑甚或幻觉、妄想，或紧张性症状等精神病性症状。双相障碍一般呈发作性病程，躁狂和抑郁常以反复循环、交替往复或不规则等多样形式出现，但也可以混合方式存在。躁狂病程呈多形演变，发作性、循环往复性、混合迁延性、潮起潮落式的病程不一而足，并对患者的日常生活及社会功能等产生不良影响。多次发作之后会出现发作频率加快、病情越发复杂等现象。

四、药物治疗原则

双相情感障碍是终身性疾病，并且病程可变，稳定情绪需要药物联合非药物治疗。

（一）治疗原则

双相情感障碍患者必须个体化治疗，因为不同患者其临床表现、严重程度和发作频率各不相同。治疗原则必须同时包括药物治疗和非药物治疗方案。长期治疗的依从性是达到稳定治疗效果的最重要的因素，因此应对患者及家属进行关于双相障碍症状、病因、病程和治疗方案的解释。

根据患者当前发作类型的不同其治疗也各不相同。双相情感障碍患者需使用心境稳定剂（锂剂和丙戊酸钠类）终身维持治疗。急性发作期的治疗目的是控制症状、缩短病程，通常药物治疗需要 4~6 周才能初步显效，而完全缓解则需 6~8 周。从急性期完全缓解后进入巩固治疗期，其目的是防止复发、促使社会功能恢复。在这个阶段，急性期有效的治疗药物应继续使用，并且保持剂量、用法不变。巩固治疗完全缓解 6 个月后进入维持治疗期，其目的在于防止复发、维持良好的社会功能、提高生活质量。在维持治疗期，可以在密切观察下缓慢减停非心境稳定剂，并以心境稳定剂继续维持治疗，防止复发。

（二）躁狂发作（或轻躁狂发作）急性期治疗

躁狂发作患者处于急性期时，往往有明显的兴奋冲动、挥霍、性欲亢进等症状，极易出现人际关系破坏、伤人、违法、经济损失及性病感染风险升高等，因此药物治疗的首要目的是尽快控制或缓解躁狂症状。对于严重急性躁狂发作患者，由于难以管理，建议住院治疗以减少患者的破坏性和危险性。对躁狂发作急性期患者，推荐心境稳定剂和抗精神病药联合治疗。对轻躁狂发作患者，可酌情单一使用心境稳定剂。对于躁狂发作急性期患者，药物治疗的次要目标是为恢复社会功能、回归社会做准备；第三个目标是降低药物治疗的不良反应。躁狂发作急性期的药物治疗推荐建议见表 3-1。躁狂发作急性期的规范化治疗程序见图 3-1。

表 3-1　躁狂发作急性期的药物治疗推荐建议（包含 MECT/ECT ）[a]

推荐等级	治疗方案
首选推荐	单用：锂盐（A）、丙戊酸盐[b]（A）、奥氮平（A）、利培酮（A）、喹硫平[c]（A）、阿立哌唑（A）、齐拉西酮（A）、阿塞那平（A）、帕利哌酮（A）、MECT[d]（A）、氟哌啶醇[e]（A）、氯丙嗪[e]（A） 合用（在锂盐/丙戊酸盐的基础上）：奥氮平（A）、利培酮（A）、喹硫平[c]（A）、阿立哌唑（A）、阿塞那平（A）、苯二氮䓬类（B）；或锂盐+丙戊酸盐[b]（A）、抗精神病药+MECT[d]（A）
次选推荐	单用：卡马西平（B）、奥卡西平（C）、氯氮平（A）、ECT[d]（A） 合用：锂盐+卡马西平（B）、抗精神病药+ECT[d]（A）；或上述基础上加用苯二氮䓬类（B）
不推荐	单用：加巴喷丁（D）、托吡酯（D）、拉莫三嗪（D）、维拉帕米（D）、噻加宾（D） 合用：利培酮+卡马西平（C）、奥氮平+卡马西平（C）

注：[a] 推荐表所列的药物或组合部分为《中国双相障碍防治指南（第二版）》建议，供临床医师参考。

[b] 丙戊酸盐包括双丙戊酸钠、普通剂型丙戊酸盐、丙戊酸镁。

[c] 喹硫平包括喹硫平普通片、喹硫平缓释片。

[d] MECT：改良电抽搐治疗；ECT：电抽搐治疗。若患者此次躁狂发作已曾行 MECT 无效，无须再行 ECT。MECT/ECT 应慎与抗惊厥药（包括苯二氮䓬类）合用。

[e] 第一代抗精神病药中的氟哌啶醇（注射剂型）、氯丙嗪有良好的抗躁狂、镇静作用，但是总体副作用偏大，长期使用有迟发性运动障碍或肌张力障碍（TD）等副作用，且有诱发抑郁风险。因此，我们建议第一代抗精神病药仅用于急性躁狂发作阶段（轻躁狂发作不推荐使用），躁狂症状缓解后可考虑停用。

推荐分级标准：A 级——优先选择，1 级证据+临床支持，疗效和安全性评价平衡；B 级——建议选择，3 级或 3 级以上的证据+临床支持，疗效和安全性评价平衡；C 级——酌情选择（证据不充分），4 级或 4 级以上的证据+临床支持，疗效和安全性评价不平衡；D 级——不选择，1 或 2 级证据，但缺乏疗效。

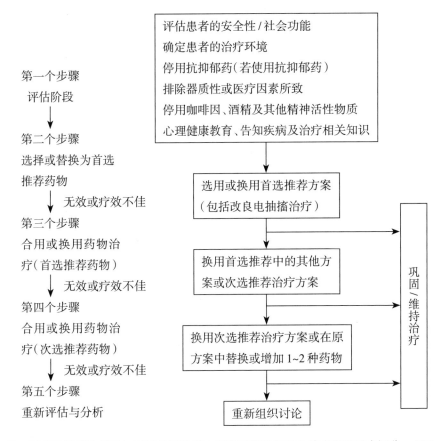

注："无效"指药物剂量加至足量后治疗 2 周后躁狂症状无改善或躁狂量表评分＜30%。

图 3-1　躁狂发作急性期的规范化治疗程序

（三）抑郁发作急性期治疗

抑郁发作患者处于急性期时，往往有明显的消极观念，自伤、自杀企图或行为发生率非常高（25%~50%），因此需要药物治疗联合改良电抽搐治疗（MECT）以尽快缓解或控制症状。对严重抑郁发作患者，建议住院治疗以预防自杀风险。

双相障碍 Ⅰ 和 Ⅱ 型抑郁发作急性期的药物治疗推荐建议分别见表 3-2 和表 3-3。抑郁发作急性期的规范化治疗程序见图 3-2。

表 3-2 双相障碍 I 型抑郁发作急性期的药物治疗推荐建议 [a]

首选推荐	喹硫平(A)、奥氮平(A)、锂盐 + 拉莫三嗪(A)、锂盐 [b](B)、拉莫三嗪(B)、丙戊酸盐 [b](B)、奥氮平 + 氟西汀(B)、锂盐 + 丙戊酸盐(B)、锂盐 / 丙戊酸盐 + 喹硫平(B)、锂盐 / 丙戊酸盐 + 安非他酮(B)
次选推荐	卡马西平(C)、喹硫平 +SSRI(C)、丙戊酸盐 + 拉莫三嗪(C)、锂盐 + 卡马西平(C)、喹硫平 + 拉莫三嗪(C)、锂盐 +MAOI(C)、锂盐 / 丙戊酸盐 + 文拉法辛(C)、锂盐 / 丙戊酸盐 + 非典型抗精神病药 +TCA(C)
不推荐	齐拉西酮 [c] 单药治疗,齐拉西酮或阿立哌唑增效治疗

注: [a] 推荐表所列的药物或组合为《中国双相障碍防治指南(第二版)》建议,供临床医师参考。

[b] 锂盐的治疗剂量和中毒剂量较接近,应定期监测血锂浓度。急性期治疗建议血锂有效浓度为 0.6~1.2mmol/L,丙戊酸盐有效浓度为 50~100μg/ml。

[c] 随机双盲安慰剂对照试验结果提示,齐拉西酮单药治疗、齐拉西酮或阿立哌唑增效治疗与安慰剂比较没有明显优势。

表 3-3 双相障碍 II 型抑郁发作急性期的药物治疗推荐建议 [a]

首选推荐	喹硫平(A)
次选推荐	拉莫三嗪(C)、锂盐(C)、丙戊酸盐(C)、锂盐 / 丙戊酸盐 +SSRI(C)、锂盐 + 丙戊酸盐(C)、非典型抗精神病药 + 抗抑郁药(C)、喹硫平 + 拉莫三嗪(C) 上述药物 / 组合 +MECT(C)

注: [a] 推荐表所列的药物或组合为《中国双相障碍防治指南(第二版)》建议供临床医师参考。

第一个步骤
全面评估,明确诊断(包括目前药物)

第二个步骤
优化治疗策略(回避抗抑郁药)

目前用药

次选推荐药物　　首选推荐药物　　未用药

转换或联合首选推荐药物

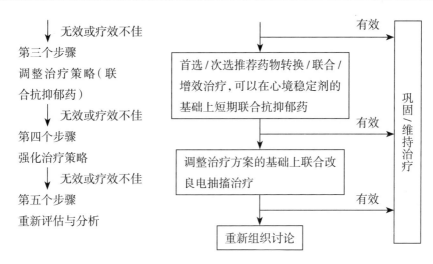

图 3-2　抑郁发作急性期的规范化治疗程序

(四)双相障碍巩固/维持治疗

双相障碍是一种慢性发作性疾病,具有治疗中断率高和复发率高的特性。尽管经过急性期治疗后症状可减轻或治愈,但治疗 2 年后患者达到功能痊愈的却不到 50%,40% 的患者又经历抑郁或躁狂/轻躁狂发作,疗效缺乏、不能耐受不良反应和治疗不依从可能是导致药物中断和症状复发的主要原因。维持期治疗的目的在于治疗发作间歇期的亚临床症状、提高心理社会功能、防止新的躁狂/轻躁狂或抑郁发作、维持持续的心境稳定。维持治疗中,同时辅以心理治疗可提高药物治疗依从性;通过定期评估个体治疗过程中的利弊风险,可平衡疗效和安全性。巩固/维持期的药物治疗推荐建议详见表 3-4 和表 3-5。双相障碍巩固/维持期的规范化治疗程序见图 3-3。

表 3-4　双相Ⅰ型障碍巩固/维持期的药物治疗推荐建议

首选推荐	单药:锂盐(A)、拉莫三嗪(A)、双丙戊酸盐(A)、奥氮平(A)、喹硫平(A)、利培酮长效针剂(B)、阿立哌唑(A)、齐拉西酮(A) 联合:锂盐/双丙戊酸盐+喹硫平(A)/奥氮平(A)/利培酮长效针剂(B)/阿立哌唑(B)/齐拉西酮(B)
次选推荐	单药:卡马西平(B)、帕利哌酮缓释剂(B)、阿塞那平(B) 联合:锂盐+双丙戊酸盐、锂盐+卡马西平、锂盐/双丙戊酸盐+奥氮平、锂盐+利培酮、锂盐+拉莫三嗪、奥氮平+氟西汀、锂盐/双丙戊酸盐+氯氮平、锂盐/双丙戊酸盐+MECT、锂盐/双丙戊酸盐+阿塞那平(C)
不推荐	加巴喷丁、托吡酯、抗抑郁药单药治疗

表3-5 双相Ⅱ型障碍巩固／维持期的药物治疗推荐建议

首选推荐	单药：锂盐（A）、拉莫三嗪（A）、喹硫平（A）
次选推荐	单药：双丙戊酸盐、卡马西平（C）、奥卡西平（C）、非典型抗精神病药、氟西汀（B） 联合：锂盐／双丙戊酸盐／非典型抗精神病药＋抗抑郁药（C）、锂盐／双丙戊酸盐＋喹硫平（C）、锂盐／双丙戊酸盐＋拉莫三嗪（C）、锂盐＋双丙戊酸盐、锂盐＋非典型抗精神病药、双丙戊酸盐＋非典型抗精神病药
不推荐	加巴喷丁

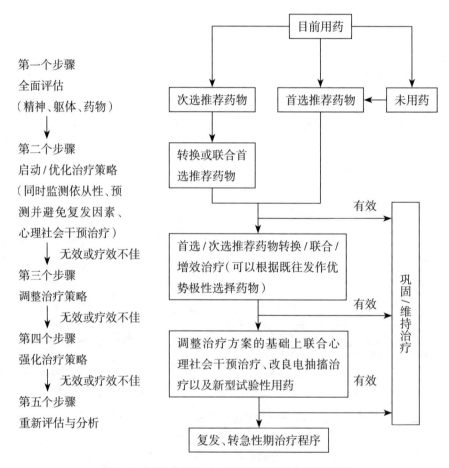

图3-3 双相障碍巩固／维持期的规范化治疗程序

第二节　心境稳定剂的药学特点

一、锂　盐　类

（一）药理作用机制

已经证实锂盐是治疗躁狂急性发作的首选药物,总有效率为70%。该药除具有心境稳定作用外,还能减少自杀风险,但起效较慢,需用药2周左右才能显效。

碳酸锂成为双相型情感性精神障碍的治疗药物,特别是对躁狂和抑郁有双重作用,其作用机制有以下5个方面:①可影响钾、钠离子的腺苷三磷酸酶活性,促使神经元之间的细胞膜钠离子转换功能改善,抑制脑内的去甲肾上腺素(NE)和多巴胺(DA)释放,并促进其再摄取,使突触间隙的NE浓度降低,从而产生抗躁狂作用;②调节涉及多通路整合的G蛋白表达而发挥作用;③降低海马区突触前、后神经信号转导过程中的关键物质基础蛋白激酶C的浓度,使之介导效应减弱;④排空细胞膜磷脂酰肌醇,抑制细胞内的磷酸肌醇循环形成二碳酸锂的锂离子与神经细胞内的电子方向相反、路径相同,锂离子在神经细胞内从正极到负极是一种缓慢的过程,吸收电子,对神经内的细胞电流传导起到缓冲作用;⑤锂盐不同程度地影响即刻基因表达,从而改变基因的转录调节,进而影响靶基因的表达,产生神经递质释放和受体-效应偶联作用。

（二）药动学特点

口服吸收快而完全,生物利用度为100%,表观分布容积(V_d)为0.8L/kg,血浆清除率(Cl)为0.35ml/(min·kg),单次给药后经0.5小时血药浓度达峰值。按常规给药5~7天达稳态浓度,脑脊液达稳态浓度则更慢。锂离子不与血浆和组织蛋白结合,随体液分布于全身,在各组织中的浓度不一,其中甲状腺、肾脏中的浓度最高,脑脊液中的浓度约为血浆浓度的一半。成人体内的半衰期($t_{1/2}$)为12~24小时,青少年为18小时,老年人为36~48小时。本品在体内不降解,无代谢产物,绝大部分经肾排出,80%可由肾小管重吸收,锂的肾清率较稳定,为15~30ml/min。随着年龄增加,排泄时间减慢,可低至10~15ml/min,消除速度因人而异,特别是与血浆内的钠离子有关,钠盐能促进锂盐经肾排出。晚期肾病患者半衰期延长,肾衰竭时需调整给药剂量。

碳酸锂的治疗窗窄,临床上规定血锂浓度的有效范围为 0.60~1.20mmol/L,因此碳酸锂的剂量宜个体化。从小剂量开始,狂躁发作从 900~1 200mg/d 起始,每隔 1~2 日增加 500~750mg/d,至总量为 1 000~3 000mg/d。定期密切监测血药浓度,每次检测抽血应在最后一次服药 8~12 小时后抽取,调整至血药浓度 0.8~1.2mmol/L(预防浓度为 0.6~1.0mmol/L)。一般在 5~10 日内显效。当血清锂浓度达到或超过 2mmol/L 时,易引起锂盐中毒,可出现脑病综合征(如意识模糊、震颤、反射亢进、癫痫发作)乃至昏迷、休克、肾功能损害。长期用药可能引起甲状腺功能低下,也可升高血糖、血钾。老年人锂盐的排泄功能减慢,易蓄积,也应定期检测血锂浓度。

(三)药物相互作用

1. 与氨茶碱、咖啡因或碳酸氢钠合用,可增加本品的尿排出量,降低血药浓度和药效。

2. 与氯丙嗪及其他吩噻嗪衍生物合用时,可使氯丙嗪的血药浓度降低。

3. 与碘化物合用,可促发甲状腺功能低下。

4. 与去甲肾上腺素合用,后者的升压效应降低。

5. 与肌松药(如琥珀胆碱等)合用,肌松作用增强,作用时效延长。

6. 与吡罗昔康合用,可导致血锂浓度过高而中毒。

二、抗癫痫药

(一)药理作用机制

目前对于抗癫痫药(AED)的作用机制尚未完全了解,有些 AED 是单一作用机制,而有些 AED 可能是多重作用机制。了解 AED 的作用机制是恰当选择药物、了解药物相互作用的基础。以下是已知的常用于双相障碍治疗的 AED 的可能作用机制(表 3-6)。

表 3-6 抗癫痫药可能的作用机制

药物	电压依赖性钠通道阻滞剂	增加脑内或突触的GABA水平	选择性增强GABA介导的作用	钙通道阻滞剂	其他
卡马西平	++	?		+(L型)	+
丙戊酸钠	+	+	?	+(T型)	++

续表

药物	电压依赖性钠通道阻滞剂	增加脑内或突触的GABA水平	选择性增强GABA介导的作用	钙通道阻滞剂	其他
拉莫三嗪	++	+		++（N、P/Q、R、T型）	+
左乙拉西坦		?	+	+（N型）	++
奥卡西平	++	?		+（N、P型）	+

丙戊酸钠为一种广谱抗癫痫药,其抗癫痫作用与 γ- 氨基丁酸有关。它是脑内的 GABA 转氨酶抑制剂,能减慢 GABA 的分解代谢;同时提高谷氨酸脱羧酶活性,使 GABA 生成增多,进而使脑内抑制性突触的 GABA 含量增高,并能提高突触后膜对于 GABA 的反应性,从而增强 GABA 能神经突触后抑制。它不抑制癫痫病灶放电,但能阻止病灶异常放电的扩散。此外,丙戊酸钠也能阻滞钠通道和 L 型钙通道。

卡马西平与苯妥英钠具有相似的抗惊厥作用,可抑制电休克的发作。但与苯妥英钠不同,卡马西平尚能提高电休克阈值,增大蓝斑核去甲肾上腺素能神经的电活动,轻度抑制戊四氮所致的惊厥。卡马西平的作用机制目前尚不十分清楚,可能是阻滞 Na^+ 通道,降低神经细胞膜对 Na^+ 的通透性,降低神经元的兴奋性和延长不应期;亦可能与增强 GABA 能神经元的突触传递功能有关。

拉莫三嗪抗癫痫的机制有:①主要作用于电压敏感钠离子通道,稳定神经细胞膜,从而抑制兴奋性神经递质谷氨酸、天冬氨酸等的释放;②阻断高电压激活的钙电流;③阻断超极化激活的内向电流;④阻断钾电流;⑤阻滞烟碱受体通道。

（二）药动学特点

药动学特点是决定血液中和脑组织中的药物浓度的关键因素,是了解药物疗效、不良反应及药物相互作用的基础。理想的 AED 应具有以下特征:生物利用度完全且稳定;半衰期较长,每日服药次数少;一级药动学特征,即剂量与血药浓度成比例变化;蛋白结合率低,并且呈饱和性;无肝药酶诱导作用;无活性代谢产物。在临床使用中除考虑药物的安全性和有效性外,还应当参考药物的药动学特点来选择药物。抗癫痫药的药动学特点见表 3-7。

表3-7　抗癫痫药的药动学特点

药物	起始剂量	常规剂量	分子量	半衰期	血浆蛋白结合率	表观分布容积	代谢与排泄途径	血药浓度范围	备注
卡马西平	200mg/d	800～1 200mg/d	236.2	25～34小时	76%	0.8～1.9L/kg	环氧化是其主要代谢方式,生成10,11-反式二醇衍生物;其次通过CYP3A4生成活性代谢产物10,11-环氧卡马西平同工酶	4～12μg/ml	1. 药物可透过胎盘且分泌入乳汁,妊娠早期不建议服用,中、晚期及哺乳期则服用时应权衡利弊。 2. 过量服用时有致命风险(成人3.2g,未成年人4g,儿童1.6g),主要症状为恶心、呕吐,不自主运动,心律失常,尿潴留,呼吸困难,镇静
丙戊酸钠	15mg/(kg·d)	60mg/(kg·d)	144.2	9～16小时	80%～90%	0.1～0.4L/kg	25%经肝脏葡糖醛酸糖苷酶代谢,40%通过肝脏线粒体β-氧化酶氧化	50～100μg/ml	1. 肝功能损害者禁用。 2. 肾功能损害患者不必调整剂量。 3. 药物可透过胎盘且分泌入乳汁,有明确的致畸报道,妊娠期及哺乳期禁用。 4. 不推荐10岁以下的儿童用于治疗双相障碍。

续表

药物	起始剂量	常规剂量	分子量	半衰期	血浆蛋白结合率	表观分布容积	代谢与排泄途径	血药浓度范围	备注
拉莫三嗪	25mg/d	100~200mg/d	256.1	15小时	55%	0.9~1.3L/kg	主要经肝脏进行结合代谢，生成失活代谢产物。94%经肾脏排泄	3~14μg/ml	5. 药物过量时有致死的报道，主要症状表现为昏迷、幻觉、坐立不安等 1. 肝功能损害患者应减少剂量或服药频率，可能为正常人的一半量。 2. 肾功能损害患者不必调整剂量。 3. 药物可透过胎盘且分泌入乳汁，妊娠早期不建议服用，中、晚期及哺乳期服用时应权衡利弊。 4. 过量服用时罕见致命风险，主要症状为呼吸抑制，特别是伴酒精中毒、共济失调，镇静和癫痫时

(三)药物相互作用

见表 3-8。

表 3-8　药物相互作用

药物	药动学介导的相互作用	药效学介导的相互作用
丙戊酸钠	1. 本品能抑制苯妥英钠、苯巴比妥、扑米酮、乙琥胺的代谢,使血药浓度升高。 2. 本品与氯硝西泮合用可引起失神性癫痫状态,不宜合用。 3. 制酸药可降低本品的血药浓度。 4. 与卡马西平合用,由于肝药酶诱导而致药物代谢加速,可使两者的血药浓度降低和半衰期缩短。 5. 碳青霉烯类抗生素会显著性降低丙戊酸钠的体内浓度,导致治疗失败	1. 阿司匹林能增加本品的药效和毒性作用。 2. 与抗凝药如华法林或肝素等以及溶血栓药合用,出血的危险性增加。 3. 与氟哌啶醇及噻吨类和吩噻嗪类抗精神病药、三环类抗抑郁药、单胺氧化酶抑制剂合用,可增加中枢神经系统抑制,降低惊厥阈和丙戊酸钠的抗惊厥效应
卡马西平	1. 丙戊酸钠/丙戊酰胺、右丙氧芬、布洛芬、达那唑、大环内酯类抗生素(如红霉素、醋竹桃霉素、交沙霉素、克拉霉素)、抗抑郁药、司替戊醇、氨己烯酸、唑类(如伊曲康唑、氟康唑、伏立康唑)、氯雷他定、特非那定、奥氮平、异烟肼、用于 HIV 治疗的蛋白酶抑制剂(如利托那韦)、乙酰唑胺、地尔硫草、维拉帕米、奥美拉唑、奥昔布宁、丹曲林、噻氯匹定等药物可增高卡马西平和/或卡马西平 10, 11- 环氧化物的血浆水平。 2. 非尔氨酯、甲琥胺、奥卡西平、苯巴比妥、苯琥胺、苯妥英和磷苯妥英、扑米酮、顺铂或多柔比星、利福平、茶碱、氨茶碱、异维 A 酸、含有贯叶连翘(金丝桃属)的中草药制剂可降低卡马西平的血浆水平。 3. 由于本品的肝药酶诱导作用,与氯磺丙脲、氯贝丁酯、去氨加压素、赖安加压素、垂体后叶素、加压素等合用可加强抗利尿作用,合用的各药都需减量	1. 与左乙拉西坦合用可增加卡马西平诱导的毒性。 2. 与异烟肼联合使用可增加异烟肼诱导的肝脏毒性的发生率。 3. 与对乙酰氨基酚合用,尤其是单次超量或长期大量,肝脏中毒的危险性增加,有可能使后者的疗效降低。 4. 与锂盐或甲氧氯普胺合用,或与精神安定药(如氟哌啶醇、硫利达嗪)合用,能增加神经系统不良反应发生率。与碳酸酐酶抑制剂合用,骨质疏松的危险性增加。锂盐可以降低卡马西平的抗利尿作用。与其他影响精神的药物一样,卡马西平会降低酒精耐受性,因此在治疗期间应劝告患者戒酒

药物	药动学介导的相互作用	药效学介导的相互作用
拉莫三嗪	1. 丙戊酸钠抑制拉莫三嗪的葡糖醛酸化，可降低拉莫三嗪的代谢，使拉莫三嗪的平均半衰期增加近2倍。 2. 抗病毒药物洛匹那韦/利托那韦使拉莫三嗪的血浆浓度减半。 3. 与肝药酶诱导剂利福平或激素类避孕药合用时，会降低拉莫三嗪的药物浓度	与卡马西平同用有中枢神经系统反应的报告，包括恶心、视物模糊、头晕、复视和共济失调，在减少卡马西平的剂量后通常都会消失

三、抗精神病药

典型抗精神病药如氯丙嗪、氟哌啶醇其作用的共同特点是拮抗多巴胺 D_2 受体的作用强于 $5-HT_{2A}$ 受体，通过拮抗多巴胺受体 D_2 而发挥临床作用。其中拮抗中脑边缘通路的多巴胺 D_2 受体能改善阳性症状，拮抗黑质纹状体通路的多巴胺 D_2 受体可引起锥体外系反应(长期易引起迟发性运动障碍)，拮抗下丘脑-漏斗通路的多巴胺 D_2 受体可引起高催乳素血症。

非典型抗精神病药如氯氮平、奥氮平、利培酮、喹硫平、阿立哌唑等的特点是拮抗多巴胺 D_2 受体的作用弱于 $5-HT_{2A}$ 受体。当拮抗中脑边缘通路的多巴胺 D_2 受体时能改善阳性症状；当拮抗中脑-皮质通路的 $5-HT_{2A}$ 受体时，可引起多巴胺脱抑制性释放；当拮抗前额叶皮质背外侧的多巴胺 D_2 受体，可改善阴性、认知症状；当拮抗前额叶皮质背内侧部和眶部的多巴胺 D_2 受体，可改善抑郁症状；当拮抗黑质纹状体通路的突触前膜上的 $5-HT_{2A}$ 受体时，引起多巴胺脱抑制性释放，部分抵消药物对多巴胺 D_2 受体的拮抗，所以在治疗剂量条件下很少有或者不出现锥体外系反应和催乳素水平升高，长期使用则不容易引起迟发性运动障碍，而且对患者的阴性症状和认知功能有治疗作用；当拮抗下丘脑-漏斗部突触前膜的 $5-HT_{2A}$ 受体时，引起多巴胺脱抑制性释放，部分抵消药物对多巴胺受体的拮抗，故高催乳素血症不明显。抗精神病药的药动学参数详细参考第二章，涉及的药物相互作用见表3-9。

表3-9 抗精神病药的相互作用

药物	药动学介导的相互作用	药效学介导的相互作用
氯氮平	1. 与氟伏沙明、氟西汀、帕罗西汀、舍曲林等抗抑郁药合用可升高血浆氯氮平与去甲氯氮平水平。 2. 吸烟可诱导CYP1A2酶活性，导致代谢加快，戒烟后应注意监测血药浓度，调整剂量	1. 与乙醇或与其他中枢神经系统抑制剂合用可增加中枢抑制作用。 2. 与抗高血压药合用有增加直立性低血压的危险性。 3. 与抗胆碱药合用可增加抗胆碱作用。 4. 与地高辛、肝素、苯妥英、华法林合用可加重骨髓抑制作用。 5. 与碳酸锂合用有增加惊厥、恶性综合征、精神错乱与肌张力障碍的危险性。 6. 与大环内酯类抗生素合用可使血浆氯氮平浓度显著升高，并有报道诱发癫痫发作
奥氮平	1. CYP1A2诱导剂卡马西平治疗（200mg b.i.d.）可使奥氮平的清除增加大约50%，这种增加很可能是由于卡马西平是一种强效CYP1A2诱导剂。 2. 氟伏沙明是一种CYP1A2抑制剂，可降低奥氮平的清除。 3. 合用氟伏沙明治疗的患者，应考虑降低奥氮平的剂量。 4. CYP2D6抑制剂氟西汀（60mg单次给药或60mg/d共8天）导致奥氮平最高浓度的小幅升高（平均为16%）和奥氮平清除的小幅降低（平均为16%）。 5. CYP1A2或葡糖苷酸基转移酶诱导剂联用利福平可增加奥氮平的清除	1. 地西泮与奥氮平联用时，可加重奥氮平使用中观察到的直立性低血压。 2. 酒精（即乙醇）与奥氮平联用时，可加重奥氮平使用中观察到的直立性低血压。 3. 由于奥氮平具有诱发低血压的潜能，可加强某些抗高血压药的作用。 4. 奥氮平可拮抗左旋多巴和多巴胺激动剂的效应
利培酮	1. 卡马西平及其他CYP3A4肝药酶诱导剂会降低本品活性成分的血浆浓度，开始或停止使用卡马西平或其他CYP3A4肝药酶时，应重新确定使用本品的剂量。	1. 由于利培酮对中枢神经系统的作用，在与其他作用于中枢神经系统的药物合用时应慎重。

药物	药动学介导的相互作用	药效学介导的相互作用
	2. 氟西汀和帕罗西汀(CYP2D6 抑制剂)可增加本品的血药浓度,但对其抗精神病活性成分血药浓度的影响较小。当开始或停止与氟西汀或帕罗西汀合用时,医师应重新确定本品的剂量	2. 利培酮可拮抗左旋多巴及其他多巴胺激动剂的作用。 3. 上市后合用抗高血压药时,曾观察到有临床意义的低血压。 4. 与已知会延长 Q-T 间期的药物合用时应谨慎
阿立哌唑	1. CYP3A4 和 CYP2D6 参与阿立哌唑的代谢。CYP3A4 诱导剂(如卡马西平)可以引起阿立哌唑的清除率升高和血药浓度降低。CYP3A4 抑制剂或 CYP2D6 抑制剂(如奎尼丁、氟西汀、帕罗西汀)可以抑制阿立哌唑的消除,使其血药浓度升高。 2. 预期其他 CYP3A4 强抑制剂(伊曲康唑等)有相似的作用,因此合用时需相应降低剂量。当停用联合治疗中的 CYP3A4 抑制剂时,应增加阿立哌唑的剂量。 3. 当同时服用奎尼丁和阿立哌唑时,应将阿立哌唑的剂量降至常用剂量的一半。预期其他 CYP2D6 强抑制剂(如氟西汀或帕罗西汀)有相似的作用,因此合用时也需相应降低剂量。当停用联合治疗中的 CYP2D6 抑制剂时,应增加阿立哌唑的剂量。 4. 当卡马西平与阿立哌唑同时使用时,阿立哌唑的剂量应加倍	1. 阿立哌唑主要作用于中枢神经系统,在与其他作用于中枢神经系统的药物或乙醇合用时应慎重。 2. 因其拮抗 α_1 肾上腺素能受体,故阿立哌唑有可能增强某些抗高血压药的作用
喹硫平	1. 喹硫平与硫利达嗪合用时会增加喹硫平的清除率。 2. 当卡马西平与喹硫平同时使用时,卡马西平显著增加喹硫平的清除率,应根据临床反应考虑使用更高剂量的本品。	喹硫平在与其他作用于中枢神经系统的药物或含酒精的饮料合用时应当谨慎

药物	药动学介导的相互作用	药效学介导的相互作用
	3. 喹硫平和另一种微粒体酶诱导剂苯妥英合用也可增加喹硫平的清除率。如果将喹硫平与苯妥英或其他肝药酶诱导剂（如巴比妥类、利福平）合用，为保持抗精神病症状的效果，应增加本品的剂量。 4. 介导喹硫平代谢的主要酶类为CYP3A4。当与强效的CYP3A4抑制剂（如唑类抗真菌药物和大环内酯类抗生素）合用时，应使用较低剂量的本品。在老年人或体质虚弱的患者用药时应慎重	

第三节　心境稳定剂的药学监护要点

一、用药前评估

对患者进行用药前评估的目的是评价患者的病情和基本身体状况，以及病情的严重程度；掌握发作及波动情况、持续时间、病程特点；了解症状对患者社会功能所造成的影响；探询有无可能的病因及其他可能引起此种情况的社会、心理或躯体因素，为制订适合的治疗方案提供依据。

（一）治疗情况

询问历次发作的治疗情况，包括各种治疗手段及其疗效，询问所有使用过的药物、各种药物的最大剂量、疗程、起效时间、主要不良反应及疗效。病史采集中包括询问既往史、起病诱因、病程特点、治疗经过、家族史、个人史、过敏史或其他不良反应史等。应当综合考虑患者的生理、病理状况，以及实验室检查结果等。

（二）体格检查及实验室检查

双相障碍目前尚无特异性的生物学指标，体格检查及实验室检查宜结合病史资料排除躯体疾病或物质依赖所致的情绪表现。另外了解药物治疗反应，必要时进行实验室检查。部分双相障碍患者（尤其女性）可能存在临床或亚临床甲状腺功能减退，应做甲状腺功能实验室测定。对过度兴奋及进食欠佳者应注意水、电解质及酸碱平衡。治疗中进行必要的药物浓度测定（如丙戊酸钠、锂等），女性患者应注意监测血泌乳素水平变化，长期维持治疗应定期检测肝、肾功能及糖脂代谢水平。常规检查还包括筛检血清梅毒（syphilis）、人类免疫缺陷病毒（HIV），合并物质依赖患者筛检血中的酒精或精神活性物质浓度。孕妇患者应特别注意直立性低血压、心肌节律传导异常等表现，注意监测生命体征。

脑电生理学检查技术可通过检测前额叶脑区的血氧饱和度评估情绪而成为临床测评热点，事件相关电位检查（ERP）已逐渐应用到临床，脑影像学检查（大脑结构成像、静息态功能成像及任务态功能成像）特别在老年患者、共病酒精/精神活性物质滥用患者、慢性病程患者、长期联合治疗患者人群中应开展使用。

二、用药中评估

（一）治疗依从性

治疗依从性（therapy adherence）是指患者遵守医师医嘱，顺从执行治疗计划的程度。其具体表现为患者按医师规定进行治疗及行为与医嘱保持一致的程度。依从程度可分为完全依从、部分依从（超过或不足剂量用药、增加或减少用药次数等）和完全不依从3类。在临床实践中，尽管医师给患者开具了合理有效的治疗医嘱，但患者的病情仍可能转归不良、康复差，患者依从性差可能是最主要的原因之一。然而，治疗依从性差常常并非是患者单方面的因素造成的，而是受包括疾病性质、疗效与不良反应、经济负担、治疗期限、医患沟通等多方面因素的影响。很多双相障碍患者由于病程中情绪波动大、急性期自制力受损严重、需长期药物维持治疗、担心药物安全性及病耻感等因素，难以完全依从治疗。

治疗依从性是维持疾病持续缓解的关键，需要引起足够的重视。医务人员应尽可能地消除社会心理应激因素，开展合理用药、心理健康教育，鼓励药物与心理治疗相结合等，以提高患者的依从性。

（二）监测过程及监测指标

双相障碍疾病本身及其相关治疗手段与一些躯体疾病、物质使用障碍等精神障碍的共病及其风险因素密切相关，因而需要在开始药物治疗时（或尽可能在治疗开始前后）对相关指标进行基线监测，并在药物治疗持续的全过程中根据患者的情况变化进行定期随访及必要的即时监测。一般推荐的基础基线监测指标见表3-10。

表3-10　双相情感障碍治疗安全性监测基线时的基础观察指标

病史：

躯体疾病史（尤其注意心血管疾病风险因素）

烟酒及其他精神活性物质使用史

家族史：尤其注意心脑血管疾病、高血压、脂代谢紊乱及糖尿病

孕育及避孕史（包括妇女的分娩年龄）

躯体检查：

体重及身高

血压

实验室检查：

全血细胞计数

尿素、肌酐、24小时肌酐清除率（如有肾脏疾病病史）

肝功能

空腹血糖

空腹血脂，包括总胆固醇（TC）、极低密度脂蛋白（VLDL）、低密度脂蛋白（LDL）、高密度脂蛋白（HDL）、甘油三酯（TG）

心电图

催乳素

甲状腺功能

小便常规（必要时）

尿毒物筛查（必要时）

妊娠试验及泌乳素（必要时）

凝血酶原时间和部分凝血活酶时间（必要时）

这些普遍推荐的基线监测指标一般需要在治疗4周时复查1次，第1年内每3~6个月复查1次，之后每年复查1次。然而，儿童和青少年、老年人、有躯体疾病的患者、同时使用1种以上药物等特殊情况者的复查间隔时间应该缩短，同时临床药师应该对更具临床症状、血液学、肝脏、心血管和神经系统等功能异常的征象予以及时预测或者调整监测时间及指标，在发现出现相应的疾病或器官损伤时，应及时合理调整治疗方案，并请相关科室会诊或转诊。

除上述普遍推荐的监测指标和频率外，应根据所使用的治疗药物不同，重点关注或增加一些监测指标，尤其是部分易中毒药物的血药浓度（注意应该多次检测谷浓度）及易受损害器官的相关指标，详见表3-11。

表3-11　双相障碍患者用药中的躯体监测及监测注意事项

用药中的监测指标	锂盐	抗惊厥药	抗精神病药
全血细胞计数	√	√	√
肝功能	√	每3~6个月定期复查	√
肾功能	若异常或服用有药物相互作用的药物则增加频率	√	√
尿素及电解质	每6个月复查包括血钙	若存在异常应增加频率	√
血脂	√	√	用药后3个月若有升高应增加频率
血糖	√	√	根据血糖情况每3个月复查，奥氮平增加剂量时应每月复查
催乳素	×	×	第一代抗精神病药及利培酮、奥氮平偶见升高，若有异常则平均每6个月复查
甲状腺功能	若异常则增加频率	√	√
血压	若既往出现直立性低血压，应在增加剂量期间监测	√	√
心电图	合并心血管疾病等危险因素或已有心血管疾病应在调整剂量后复查	合并心血管疾病等危险因素或已有心血管疾病应在调整剂量后复查，特别在使用卡马西平时	合并心血管疾病等危险因素或已有心血管疾病应在调整剂量后复查

用药中的监测指标	锂盐	抗惊厥药	抗精神病药
体重及身高	患者出现体重增加迅速时增加监测频率	患者出现体重增加迅速时增加监测频率	平均每3个月复查
血药浓度	开始用药及剂量调整至少3天后监测，直到症状控制良好、血药浓度稳定，而后平均每3个月复查	当可能有药物相互作用或有相关不良反应时增加监测频率	根据疗效和耐受性逐渐增加，或存在无效或中毒等情况
停药	突然中断治疗或间断性使用锂盐会导致疾病恶化，应在1个月以上的时间逐步减量，并且每次血药浓度减幅不超过0.2mmol/L	应缓慢减量至少1个月以上	应缓慢减量至少1个月以上
备注		注意卡马西平及拉莫三嗪潜在的严重皮肤不良反应风险	

注:√.平均每6~12个月进行复查；×.不需要常规复查。

（三）患者用药教育

治疗过程中也可以根据需要进行有针对性的患者用药教育，包括患者是否准时、正确地服用该药物，对现有的治疗方案是否了解，是否存在依从性不好的情况，是否存在对该治疗存有疑惑或服用中已经出现药物不良反应。具有上述情况者，临床药师应及时、有针对性地介入，并开展合适的用药教育。

三、不良反应监护及处理

双相情感障碍治疗药物可发生多系统和多器官的不良反应，较突出的有锂盐中毒、代谢内分泌系统不良反应、肾毒性、血液系统不良反应、精神神经系统不良反应、心血管系统不良反应、消化系统不良反应及皮疹等。

(一)锂盐中毒

如前所述,锂盐的治疗窗较窄,易发生中毒。一般当血锂浓度上升到1.4mmol/L以上时就可能出现锂盐中毒,先兆或早期症状表现为呕吐、腹泻、粗大震颤、抽动、呆滞、困倦、眩晕、构音不清和轻度意识障碍,典型中毒主要表现为不同程度的意识障碍,伴构音障碍、共济失调、反射亢进、锥体束征阳性等神经系统征象,严重时可出现昏迷、血压下降、心律失常、肺部感染、少尿或无尿,甚至死亡。一旦发现毒性反应需立即停用锂盐,大量给予生理盐水或高渗钠盐加速锂的排泄,或进行人工血液透析(表3-12)。

表3-12　锂盐的血药浓度与中毒反应之间的关系

血锂浓度 /(mmol/L)	不良反应
1.0~1.5	细震颤、恶心
1.5~2.0	齿轮样震颤、恶心和呕吐、嗜睡
2.0~2.5	共济失调、意识混浊
2.5~3.0	构语障碍、粗大震颤
> 3.0	谵妄、抽搐、昏迷、死亡

(二)代谢内分泌系统

1. 代谢综合征及相关疾病　代谢综合征是一组复杂的代谢紊乱症状群,主要表现为肥胖或超重、高脂血症、高血压、胰岛素抗性及 / 或葡萄糖耐量异常,在个体身上簇集性发生,是导致糖尿病及心脑血管疾病的重要危险因素,其发生机制被认为主要是与体重增加相关的胰岛素抵抗。治疗双相障碍的多种药物常常使患者的食欲增加且活动减少,从而导致明显的体重增加。同时这些药物也被观察到与糖耐量异常乃至糖尿病及血脂代谢紊乱显著相关,另外研究观察到非典型抗精神病药、抗惊厥药及锂盐均与体重增加关联。早期认为非典型抗精神病药导致体重增加最为突出,近期研究发现部分非典型抗精神病药(如阿立哌唑及齐拉西酮)并无突出的体重增加作用,但氯氮平、奥氮平等药的体重增加不良反应最常见,并能影响体内的糖脂代谢,甚至诱发糖尿病。锂盐及丙戊酸盐的应用也与体重增加显著相关,但其程度较奥氮平轻。而拉莫三嗪和卡马西平导致体重增加则不明显。

为防治代谢综合征,在双相障碍的治疗(尤其是长期维持治疗)中,应选用治疗有效而增加体重不良反应较少的药物,注意定期监测体重、血糖和血脂,患者则应合理节制饮食、适度参加体育锻炼。一旦发生代谢综合征,在可能的情况下应更换引起体重增加较轻的药物,必要时请内分泌代谢科、营养科医师会诊协助或指导诊治,防治糖尿病危象、酮症酸中毒等更严重的相关并发症。

2. 甲状腺功能减退　锂盐维持治疗会增加甲状腺功能减退的风险,一些研究提示该不良反应和情感事件、快速循环和更严重的抑郁发作风险增加有关。超过 30% 的使用锂盐维持治疗的老年患者要么甲状腺释放激素水平提高,要么需要甲状腺素替代治疗。近期的研究提示,锂盐治疗可能对女性患者的甲状腺功能影响更突出。因此应在锂盐治疗期间进行甲状腺功能检查。

3. 多囊卵巢综合征(polycystic ovary syndrome, PCOS)　研究证据表明,使用双丙戊酸钠增加 PCOS 的风险,然而这些证据主要来自于对癫痫患者的研究,而癫痫患者本身就有较高的 PCOS 患病率。对双相情感障碍女性患者的研究尚无足够的证据表明丙戊酸盐增加 PCOS 的患病率,但出现月经异常的发生率较高,并有雄激素升高的生化证据,因此也应对此给予必要的关注,尤其是对于可能有潜在生育计划的女性患者应慎用丙戊酸盐。

(三)肾毒性

锂盐和一些症状性肾脏疾病有关,如尿崩症、肾病综合征和肾衰竭等。据估计超过 20% 的长期锂盐治疗的患者都存在多尿。大约有 30% 的经锂盐治疗的患者可能会出现锂盐中毒,这可能引起肾小球滤过率降低。肾衰竭与较高的血浆锂浓度、合并使用药物、躯体疾病和年龄有关,而不与锂盐的使用时间有关。总体来说,有少量的证据表明大多数患者都存在进行性肾衰竭的风险,所以在使用锂盐治疗期间,血浆肌酐浓度应该至少每年检测 1 次。多尿症状严重或发现肾衰竭时应减药或停药。

(四)血液系统不良反应

有报道显示部分非典型抗精神病药及抗惊厥药对血液系统有影响,其中最为突出的问题是骨髓抑制相关的白细胞减少,较为罕见,但目前常用药物中氯氮平及卡马西平引起的较为多见。一项有 122 562 名患者的大型调查显示,可能或确定由药物引起的白细胞计数改变的大部分原因是由氯氮平(0.18%)、卡马西平(0.14%)和三氟拉嗪(0.09%)导致的;在使用新型非典型抗精神病药的患者中,可能或确定由药物引起的白细胞减少的患者中仅有 5 名患者使用奥氮平,仅有 1 名患者使用利培酮。抗抑郁药引起血液系统异常的发生率明显较低(约 0.01%)。因此,如白细胞计数低,应避免使用氯氮平、卡马西平等药物,而在应用这些药物时应常规定期监测血象。发现此类药物所致的血细胞严重减低时,除停药外,应及时给予集落刺激因子等有效治疗。

(五)精神神经系统不良反应

1. 锥体外系反应　为典型抗精神病药治疗的最常见的神经系统不良反应,但非典型抗精神病药(如利培酮及帕利哌酮,尤其是在较大剂量时)的锥体外系反应发生率仍较高,应注意观察和处理。发生在治疗较早期的锥体外系反应包括急性肌张力障碍、类帕金森病、静坐不能。前两者可用抗胆碱药(如东莨菪碱及盐酸苯海索)处理,但静坐不能使用抗胆碱药一般无效,需使用苯二氮䓬类药和 β 受体拮抗剂如普萘洛尔等治疗。常用的抗胆碱药是盐酸苯海索,剂量范围为 2~12mg/d。迟发性运动障碍多见于持续用药几年后,极少数可能在几个月后发生。用药时间越长,发生率越高。其临床表现以不自主的、有节律的刻板式运动为特征,最早的体征常是舌或口唇周围的轻微震颤或蠕动。早期发现、早期处理有可能逆转,但多数治疗效果差,因此关键在于预防。同时,在双相障碍的治疗中,对于精神障碍药物引起的一些严重不良反应如恶性综合征和 5-HT 综合征需要引起足够的重视和警惕。

2. 认知功能损害　双相障碍本身及治疗药物均可能对患者的记忆、注意力、执行能力等认知功能造成损害,但目前尚缺乏能够将双相障碍本身及治疗药物造成的认知功能障碍进行清楚区分的研究证据,一些相关的研究提示治疗药物可能造成患者的认知功能损害。如锂盐治疗可能会出现运动速度减慢和轻度记忆力损害;托吡酯也被报道可能引起认知损害,特别是加量太快时;前期的数据表明服用利培酮和奥氮平的双相情感障碍患者认知功能有改善,但近期报道的队列研究结果提示服用非典型抗精神病药的双相障碍患者的认知功能损害较健康对照及未服用非典型抗精神病药的双相障碍重。因此,如果注意到患者的认知功能损害严重,且与药物的使用及加量密切相关时,在可能的情况下应考虑减量或换药,如研究发现丙戊酸钠减量或换药可能会减轻认知功能损害。

3. 过度镇静　出现过度镇静应根据情况考虑减药、停药或换药。

(六)心血管系统不良反应

目前最为关注的心血管系统不良反应为多种精神障碍药物均可能导致的心电图 Q-Tc 间期延长及相关的心脏性猝死。但至今因 Q-Tc 间期延长较为突出而在临床应用中受到显著限制的只有硫利达嗪、舍吲哚、氟哌利多等抗精神病药及部分三环和四环类抗抑郁药等。罕见的严重 Q-Tc 间期延长时可出现尖端扭转型心律失常,极少数可能发展成为室颤或猝死。机制可能是改变心肌层中钾通道的结果。在老年人中,药物引起的心律失常更易危及生命。因此,密切关注心电图 Q-T 间期的变化以及及时发现和纠正低血钾(尤其是兴奋激越和/或进食进水少的新入院患者)可降低抗精神病药导致的猝死风险。

Q-T 间期离散度异常或 T 波异常和抗精神病治疗无关,但是和锂盐治疗有关。大约有 60% 使用锂盐维持治疗的老年患者有心电图异常情况。

除药物所致的 Q-T 间期改变外,双相障碍患者不良的生活方式以及遗传素质引发的糖脂代谢紊乱是心血管疾病的危险因素,服用抗精神病药引起的体重增加、糖脂代谢异常可能进一步加重心血管病的风险。

(七)消化系统不良反应

1. 胃肠道症状　服用双相障碍药物可出现发生率不等的恶心、呕吐、腹泻等胃肠道症状,在首次使用或者加量较快的患者中胃肠道症状会更为常见。多数在缓慢的剂量滴定、与食物同服及使用缓释剂型的情况下有所缓解。多数发生在使用早期,使用一段时期后耐受。不能耐受者应根据情况选用减量、换药、使用消化科药物对症治疗等方法。

2. 肝功能异常　双相障碍治疗药物尤其是丙戊酸盐及卡马西平常导致肝脏氨基转移酶升高,但多为一过性,可自行恢复,一般无自觉症状,轻者不必停药,合并护肝治疗;但重者或出现黄疸者或相关躯体症状明显者应立即停药,加强护肝治疗。胆汁淤积性黄疸罕见,有时可以同时发生胆汁性肝硬化。对于有基础肝病或肝炎的患者,应在密切观察的情况下,谨慎选择对肝功能损伤小的治疗药物。

(八)皮疹

临床数据表明,使用拉莫三嗪、丙戊酸盐及卡马西平均可能出现严重的皮疹,如中毒性表皮坏死松解症和 Stevens-Johnson 综合征。其中以拉莫三嗪更为常见。合并使用以上 2 种药物或加量过快都会显著增加出现皮疹的风险。研究结果提示如果降低拉莫三嗪的推荐起始剂量、减慢药物滴定速度可显著减少皮疹的发生及危害,如有研究发现起始剂量降低为 25mg,每周加量25mg,那么出现严重皮疹的概率可以降低到 1:5 000。因此,应该告知使用拉莫三嗪的患者上述风险,并且在出现皮疹后立即与医师联系,如果有出现严重皮疹的可能性,应该立即停药。此外,应避免上述 3 种药物之间的合并使用。锂盐可能会引起少见但严重的难治性脓疱性痤疮,而这只有在患者停用锂盐后才会缓解。

四、特殊人群的药物治疗

（一）儿童及青少年双相障碍的治疗原则和注意事项

1. 治疗前评估原则　在精神障碍药物治疗之前，首先必须对患儿进行全面检查，对病情、体质、其他器官及系统功能状况认真评估后，再选用合适的药物。如有条件，应做血药浓度检测，确定最佳剂量和用药时期。

2. 药物选择原则　尽可能选择一种对患儿疗效好、不良反应小的药物，给予足够的治疗剂量和治疗时间。应避免频繁改换药物、随意增加或减少药量和多种药物不恰当的联合使用。用药必须有明确的目标和指征。针对患儿的症状特点选择某种恰当的药物，才能取得预期效果。

3. 剂量个体化原则　一般而言，从相对的剂量/体重角度来看，儿童较成人能耐受更大剂量的精神障碍药物，因此用药剂量应个体化。

4. 治疗期间的监测原则　医师从初始访谈开始就需要对患儿的身高、体重等代谢指标进行测量，并进行规律的随访（例如在治疗最初每6个月内每月测量1次，6个月后每6个月测量1次）。此外，当使用某些可能导致体重增加或催乳素水平升高的抗精神病药时，则需要对患儿的催乳素水平进行监测。

5. 合并用药原则　当抗精神病药疗效不足时，应当考虑使用增加锂盐或丙戊酸盐治疗。但对于女童和年轻女性，由于丙戊酸盐可能导致怀孕时的风险以及多囊卵巢综合征风险的增加，因此需谨慎避免使用。

6. 停药原则　停用精神障碍药物应根据病情、疗效、不良反应等多种因素来决定。过早停药可能导致病情复发，用药时间过久既会增加患儿家庭的经济负担又可能增加不良反应。对于病情持久稳定的患儿，应逐步减量至完全停药，禁忌骤然停药。

7. 儿童及青少年双相障碍的精神障碍药物治疗　迄今为止，针对儿童及青少年双相障碍的研究大都集中于如何治疗躁狂或混合发作，只有很少的研究评估维持期治疗。此外，按照常识推理，并不是所有对成人有效的治疗就一定适用于儿童和青少年。所以，除非将来有更多针对儿童和青少年双相障碍的研究结果出现，否则就目前的循证依据来说，针对成人制定的双相障碍治疗指南只能是谨慎地应用于儿童及青少年。由于目前针对儿童及青少年的治疗指南都聚焦于双相Ⅰ型障碍的急性期治疗，所以对于双相Ⅱ型障碍目前尚无统一的治疗推荐。虽然一些临床研究得出的结论并不完全一致，但提示某些精神障碍药物可以尝试在儿童及青少年双相障碍中应用。这些药物包括心境稳定剂和非典型抗精神病药两大类，在心境稳定剂中包括拉莫三嗪、丙戊酸盐、卡马西平，在非典型抗精神病药中包括喹硫平、奥氮平、齐拉西酮、利培酮、阿立哌唑。

在上述药物中，仅阿立哌唑获得美国和欧盟的适应证批准。根据美国食品药品管理局（FDA）批准的适应证，阿立哌唑可以作为单药治疗或与锂盐或丙戊酸盐联用，治疗双相Ⅰ型障碍躁狂发作或混合发作，包括急性期治疗和维持期治疗。当作为急性期单药治疗时，推荐的起始剂量为 2mg/d，2 天后滴定至 5mg/d，4 天后滴定至目标剂量 10mg/d；当与锂盐或丙戊酸盐联用时，推荐采用同样的滴定方法。如临床需要，可按每次 5mg 的速率逐渐滴定最大治疗剂量 30mg/d，与成人剂量一致。当作为维持期治疗时，无论是单药治疗还是辅助治疗，都需要使用与急性期相同的剂量。美国和欧盟适应证的差别在于年龄界限，美国批准的适用年龄为 10~17 岁，而欧盟为 13~17 岁。

（二）老年期双相障碍的治疗建议

老年期双相障碍是一种发生在老年阶段的慢性精神障碍，患者一生中经历过至少 1 次躁狂或轻躁狂发作，以及 1 次抑郁发作。老年期双相障碍包括不同的类型，包括 50 岁后首发的老年期双相障碍，早发的双相障碍患者进入老龄，以及继发于躯体疾病、物质或药物依赖的老年期双相障碍。因此，对疑似老年期双相障碍躁狂发作患者需进行神经影像学检查以排除肿瘤或卒中。

1. 老年期双相障碍的药动学与药效学特点　由于老年人器官的退行性改变、循环和肾脏清除功能减退，导致对精神障碍药物的药动学及药效学有不同程度的影响，因此更容易出现不良反应。

在精神障碍药物药动学方面，老年期患者存在其特异性，包括：①由于胃黏膜细胞数量减少、消化液分泌减少，导致药物的吸收受影响；②由于体内的脂肪含量增加，导致药物容易在体内蓄积造成中毒；③由于心排血量减少、肝脏血流量相应减少，导致对精神障碍药物的代谢降解减弱、药物的清除半衰期延长；④由于肾实质不同程度的退行性萎缩，导致对药物的排泄能力降低、排泄时间延长。

在精神障碍药物药效学方面，老年期患者也存在其特异性，包括：①由于多巴胺生成减少、降解增加，导致神经阻滞剂所致的锥体外系反应发生率及严重程度都增高；②由于乙酰胆碱神经传递功能降低，导致精神错乱及定向障碍，同时出现外周抗胆碱能不良反应增多。

由此可见，老年期患者对于精神障碍药物的反应会相应增强，因而在使用时需要适当降低药物剂量。此外,由于老年人记忆力减退、对药物不了解或一知半解、忽视规定用药的重要性等原因,导致其对治疗的依从性差。因此对老年期患者用药种类宜少,尽量避免合并用药,服用方法要简化,并详细告知其用法。

2. 老年期双相障碍的精神障碍药物治疗原则和注意事项

(1)治疗前评估原则:在治疗之前要做好详细的体格检查及必要的实验室检查,特别注意心脏及血压、肝脏、肾脏及中枢神经系统情况,要注意有无青光眼、颈椎骨关节病及前列腺肥大。在治疗过程中也应定期复查躯体情况。必须仔细权衡药物治疗的获益与潜在风险。

(2)药物选择原则:在选择药物时,尽可能选择半衰期较短的药物,避免使用长效制剂。

(3)起始治疗原则:精神障碍药物宜从较低剂量开始,治疗剂量应低于青壮年,一般为成年人剂量的1/3~1/2。增加剂量的过程要比青壮年延长,不能加量过快。一般来说,对于65~80岁的老年人,可用成人剂量的1/3~1/2;对于80岁以上者,剂量宜更小。如有肝、肾功能减退,则精神障碍药物的剂量还要降低。一天的药量最好分次给予,一般不要1次服用。

(4)换药和合并用药原则:不要仓促地断言一种药物无效而改换药物,要尽可能避免同时合用几种精神障碍药物,给予精神障碍药物时注意药物相互作用。

(5)治疗期间的监测原则:实验室条件允许时应当定期测血药浓度,以便准确有效地掌握用药剂量。

(6)综合治疗原则:进行药物治疗时需要考虑合并认知治疗、行为治疗、家庭治疗、人际社会节奏治疗的可能性,并且同时使用心理健康教育和慢性疾病管理。

(7)总体来说,目前尚缺乏对于老年期双相障碍精神障碍药物治疗的系统研究,因此在考虑药物选择时必须平衡疗效和潜在的风险。虽然一些临床研究得出的结论并不完全一致,但提示某些精神障碍药物可以尝试在老年期双相障碍中应用。这些药物包括心境稳定剂和非典型抗精神病药两大类,在心境稳定剂中包括锂盐、丙戊酸盐、卡马西平和拉莫三嗪,在非典型抗精神病药中包括奥氮平、利培酮、喹硫平、阿立哌唑。

(三)孕妇及哺乳期妇女双相障碍的治疗建议

治疗双相障碍的药物有较高的出生缺陷风险,处于生育期的妇女在服药期间应该采取有效的避孕措施。需要提醒的是卡马西平、奥卡西平、托吡酯能增加口服避孕药的代谢,避孕妇女应尽可能不要采用口服避孕药的方法。

1. **妊娠期的药物使用问题** 由于缺少妊娠期药物的安全性评估证据,应该与患者及家属充分讨论妊娠期持续服药或停药的利弊问题。可以有 3 种选择:在整个妊娠期停药、在打算怀孕前停止服药、在妊娠后的前 3 个月停药。妊娠期是否服药是两难的问题,不仅考虑服药对胎儿的影响,也要考虑突然停药可能导致的复发对孕妇与胎儿的影响。

尽管没有直接的证据表明精神障碍恶化对胎儿发育有影响,但产前应激、抑郁、焦虑与新生儿的各种发育异常有关。此外,孕妇在躁狂状态下,饮酒、吸烟,甚至吸毒的危险性增加,同样对胎儿的影响较大。在一项 89 例双相障碍孕妇的随访研究中,至少复发 1 次的危险性为 71%,而停用锂盐 / 丙戊酸盐治疗的患者其复发率是不停药者的 2 倍,而且停药后很快复发。与缓慢停药相比,突然停药的复发时间缩短 11 倍。多数复发为抑郁与躁狂混合发作,47% 发生在妊娠的前 3 个月。

(1)心境稳定剂:在前 3 个月的妊娠期间使用锂盐、丙戊酸盐或卡马西平有较高的出生缺陷率。锂盐使用所致的 Ebstein 畸形、心血管缺陷危险率为 1‰~2‰,为正常人群的 10~20 倍。妊娠期的前 3 个月持续使用卡马西平导致胎儿的神经管缺陷率为 1%,丙戊酸盐为 3%~5%。卡马西平和丙戊酸盐使用还与头面部畸形、肢体畸形、心脏缺陷有关。既往认为拉莫三嗪致畸的可能性较低,推荐为双向抑郁障碍的维持治疗,但最近 FDA 发布警告,妊娠期前 3 个月服用拉莫三嗪可能与腭裂、唇裂有关。

(2)抗抑郁药:还没有发现三环类抗抑郁药有致畸作用,但如果在预产期使用可能会致新生儿撤药反应。SSRI 可能相对安全,特别是氟西汀与西酞普兰,但也有长期使用 SSRI 出现新生儿撤药综合征、新生儿持续性肺动脉高压的报告。米氮平、曲唑酮、文拉法辛的相关资料不多,尚未发现这些药物有明显的致畸作用。尽管如此,仍需注意这些药物的安全性,同时也要注意转躁风险。

(3)抗精神病药:高效价的抗精神病药由于其较少的抗胆碱、抗组胺、低血压作用,在妊娠期使用相对安全。没有证据表明氟哌啶醇、奋乃静、三氟拉嗪有致畸作用。但在出生前使用,新生儿可能会出现较短时间的锥体外系反应。为避免此效应,不推荐使用长效抗精神病药。对于新一代抗精神病药,如利培酮、奥氮平、氯氮平、喹硫平、齐拉西酮等,致畸作用与对新生儿的影响所知甚少。

(4)苯二氮䓬类:苯二氮䓬类药物的致畸风险也不甚清楚,早期的研究发现妊娠期前 3 个月使用地西泮、氯氮䓬可致畸，包括面裂，但后来的研究没有发现明显的致畸作用。荟萃分析显示，在随访研究中没有发现畸形与使用苯二氮䓬类药物有关，但病例对照研究发现苯二氮䓬类药物有致畸风险。

2. 产前监测 如果患者在妊娠期坚持使用锂盐、丙戊酸盐、卡马西平，应该在妊娠期前 20 周监测孕妇的甲胎蛋白（α-fetoprotein）以筛查神经管缺陷。如果发现甲胎蛋白异常，应该进行羊膜穿刺术和 B 超，进一步发现畸形。对于心脏畸形监测，可以在妊娠期 16~18 周做 B 超检查。因妊娠期肝肾代谢、体液改变，应该监测血药浓度，以调整药物剂量。在分娩前没有必要停用锂盐，主要是因为分娩后最易出现情绪波动、病情复发。

3. 产后问题 来自于丹麦的基于普通人群的随访研究发现，如果直系属有双相障碍的产妇，发生产后精神障碍的危险性为普通人群的 24 倍，产后复发的风险高达 50%。建议在产后预防性使用锂盐或者丙戊酸盐控制产后双相障碍复发。

产后轻躁狂的发生率为 10%~20%，常常被认为是正常的兴奋而被忽略。因此，使用三环类药物应该特别注意，以免诱发转相或者快速循环。产后抑郁常常被漏诊，导致自杀风险与社会功能下降，应该及时处理。

4. 哺乳期的药物使用问题 所有药物都能不同程度地通过乳汁分泌，在哺乳期是否继续服药同样需要权衡利弊得失。锂盐在乳汁中的浓度为血药浓度的 40%，故而不推荐哺乳期使用。如果患者服用拉莫三嗪期间哺乳，其婴儿的血药浓度可达到母亲血药浓度的 20%，因而也不推荐使用。卡马西平、丙戊酸钠的数据不多，一般认为相对安全。几乎没有报告其他精神障碍药物（包括抗精神病药、抗抑郁药和苯二氮䓬类药物）对接受哺乳的婴儿的影响。但是这些药物在乳汁中存在，可能会影响婴儿的中枢神经系统功能，建议人工喂养。

美国妇产科医师协会将精神障碍药物对哺乳的影响分为 L1= 最安全；L2= 安全；L3= 比较安全；L4= 可能有害；L5= 禁用，见表 3-13。

表 3-13　精神障碍药物对哺乳的影响（安全性评估）

常用药物	安全度
丙戊酸盐、卡马西平、奥氮平	L2
利培酮、阿立哌唑、氯氮平	L3
锂盐、喹硫平、齐拉西酮	L4

第四节　案　例

案例分析

案例：患者，女，34岁，因确诊为双相障碍（躁狂相）收治入院，给予碳酸锂、丙戊酸钠控制情绪。由于患者的病程较长、发作频繁、治疗效果欠佳，加用氯氮平控制症状。碳酸锂0.25g b.i.d.使用1周后加量至0.5g b.i.d.；丙戊酸钠缓释片500mg q.n.，6日后加量为500mg b.i.d.；氯氮平则由起始剂量25mg b.i.d. 6日内逐渐加量至75mg b.i.d.。第21日患者出现感冒症状，发热最高体温为38.9℃，伴有每餐进食量少，且有腹泻。查血常规示白细胞计数 12.55×10^9/L、中性粒细胞百分比78.7%，给予酚麻美敏片对症处理。第23日复查白细胞计数 15.72×10^9/L、中性粒细胞百分比82%，当日查血锂0.88mmol/L。继续给予对症处理后患者的体温恢复正常，感冒症状好转，次日停用酚麻美敏片。第29日下午患者觉得浑身不适，表现为四肢乏力、共济失调、构音不清、讲话颠三倒四，体温为39.3℃，无恶心、呕吐、腹泻。查体四肢肌张力偏低，腱反射（+），双上肢震颤。急查血常规示白细胞计数 12.48×10^9/L，中性粒细胞百分比79.9%；生化C反应蛋白115.91mg/L；肌酐109.1μmol/L，谷丙转氨酶144U/L，谷草转氨酶278U/L，均高于正常范围；血锂浓度2.63mmol/L，提示锂盐中毒。

分析：碳酸锂是双相情感障碍中治疗躁狂发作的首选用药，总有效率可达70%，且对躁狂和抑郁的复发有预防作用，还可用于治疗分裂 - 情感性精神病。但碳酸锂的治疗窗非常窄，一般认为急性期治疗的血锂浓度应该控制在0.6~1.2mmol/L，维持期的血锂浓度应控制在0.4~0.8mmol/L；超过1.4mmol/L即容易出现锂盐中毒，而老年人的血药浓度应该维持在1.0mmol/L以下。锂离子进入体内后，绝大部分经肾排出，约80%可由肾小管重吸收。而锂离子与钠离子在肾脏部位吸收时存在竞争性，因此血钠水平与血锂水平的相关性极高。本例患者在出现锂盐中毒症状之前曾有感冒，存在进食饮水不规律，且有腹泻，导致钠摄入不足、排出增多，是可能导致锂盐中毒的原因之一。因此在服药期间应注意患者的进食和饮水情况，如出现出汗多、腹泻等情况时应注意含钠食物或钠盐的补充。

本例患者在发现血锂浓度异常时，查血肌酐为109.1μmol/L，高于正常指标,提示肾功能受损。锂盐具有一定的肾毒性,长期服用碳酸锂的患者应定期监测肾功能。临床对于碳酸锂导致肾功能损伤的病例也多有报道。患者在感冒期间曾服用酚麻美敏片对症治疗,其中的成分对乙酰氨基酚为非甾体抗炎药(NSAID),被认为是具有一定肾毒性的药物,其主要原因为减少肾脏血流量,使肾小球滤过率下降和损伤肾小管上皮细胞膜。对乙酰氨基酚的代谢产物还可以耗竭细胞内的谷胱甘肽等物质的合成,使细胞毒性增加。本例患者同时使用碳酸锂和对乙酰氨基酚可能是导致血肌酐上升的原因,可能导致肾小球滤过率下降,加剧血锂浓度的异常升高。

本例患者在症状出现时急查血锂浓度提示 2.63mmol/L,已明显高于正常范围。由于血锂的升高及在体内的分布需要一定的时间,推测患者可能在症状出现前维持有一段时间的血锂浓度高于正常范围,但是未有临床表现或症状不明显。碳酸锂有时在血药浓度过高的情况下仍未表现出中毒症状,而有时中毒症状在正常剂量下也可发生。因此,无论血锂浓度高低,观察临床症状并定期监测血锂浓度都十分重要。建议在治疗期每1~2周监测1次,维持期每月监测1次。而本例患者的监测周期为每周1次,仍出现血锂中毒,提示一旦患者有进食进水减少、腹泻等情况或有血锂中毒的症状出现时,应适当增加血药浓度监测的频率。

转归:立即停用碳酸锂和丙戊酸钠,氯氮平减量至 50mg b.i.d.。动态监测血锂浓度,给予静脉滴注 2 500ml 含钠盐液体补液、10% 氯化钠注射液 20ml 静脉推注,以钠离子置换锂离子;并给予碳酸氢钠 250ml q.d. 静脉滴注碱化尿液,促进锂的排出。同时给予头孢曲松控制感染、复合辅酶保肝治疗。次日中毒症状即有改善,共济失调好转,仍有发热及口干。复查血锂浓度为 2.05mmol/L,维持静脉补液量,10% 氯化钠注射液由静脉使用改为 10ml q.d. 口服。第 3 日症状继续缓慢好转,查血锂为 1.27mmol/L;生化示谷丙转氨酶 284U/L,谷草转氨酶 390U/L,γ- 谷氨酰转肽酶 131U/L,肌酐 116.6μmol/L。加用复方甘草酸单铵 S 联合还原型谷胱甘肽保肝治疗。直至第 5 日患者的中毒症状基本消失,体温基本正常,口齿渐清,患者自觉口渴,大量饮水;查血锂 0.42mmol/L,生化谷丙转氨酶 249U/L,谷草转氨酶 255U/L,肌酐恢复正常,继续保肝治疗。

(刘艳文　雷艳青)

第四章　抑郁障碍药物治疗的药学监护

第一节　抑郁障碍

一、概　　述

抑郁障碍是一种常见的精神障碍，是一类以心境低落为主要表现的疾病总称，伴有不同程度的认知和行为改变，可伴有精神病性症状如幻觉、妄想等，部分患者存在自伤、自杀行为。抑郁障碍多数为急性或亚急性起病，好发于秋、冬季，平均起病年龄为20~30岁，几乎每个年龄段都有罹患抑郁障碍的可能性。根据世界卫生组织全球疾病负担研究，抑郁障碍占非感染性疾病所致失能的比重为10%，预计到2030年将成为仅次于心血管疾病的第二大疾病负担源。

二、病因与发病机制

抑郁障碍的病因和发病机制目前尚未十分清楚，目前的研究发现与遗传、神经递质、内分泌、社会心理学等多个方面的因素有关。

抑郁障碍的神经生化机制认为抑郁障碍患者的神经递质功能和内稳态功能出现失调，而药物治疗的药理学作用在于恢复抑郁障碍患者的神经递质水平或神经递质系统的正常调节。主要的神经递质包括去甲肾上腺素（NE）能、多巴胺（DA）能和5-羟色胺（5-HT）能神经递质。

（一）关于三大递质的主要假说

1. 5-HT假说　位于脑干中缝核的5-HT神经元发出数十万的神经末梢与大脑皮质相连，向上投射到大脑皮质和边缘系统，构成密集的大范围的神经连接。5-HT可直接或间接参与生理及心境的调节，包括在睡眠、食欲、性行为、疼痛和昼夜节律等方面有重要作用，而抑郁障碍患者在以上各个方面均有问题。因此，5-HT假说认为5-HT功能降低与抑郁障碍的发生有关。

2. DA 系统假说　抑郁障碍动物模型和抗抑郁药的作用显示 DA 在抑郁障碍的病因学中有着重要的地位。研究表明,增加 DA 功能的药物可缓解抑郁症状,如中枢兴奋药苯丙胺和哌甲酯具有短暂提高情绪的作用;DA 激动剂如溴隐亭尽管在临床长期应用中效果不佳,但也有抗抑郁作用;MAOI 可能增加每次神经冲动所引起的 DA 释放量;新型非典型抗抑郁药如安非他酮主要通过拮抗多巴胺的再摄取增加突触间隙的 DA 含量。在临床实践中,电休克(ECT)治疗之所以能在抑郁治疗中取得较好的疗效,可能与 ECT 选择性地影响 DA 系统的功能有关。

3. NE 系统假说　利血平可以耗竭突触间隙的 NE 引起抑郁。抑郁障碍患者的尿 NE 代谢产物 3- 甲氧基 -4- 羟基苯乙二醇(MHPG)水平降低,提示 NE 与抑郁障碍的发生相关。

4. 其他神经递质、神经肽、第二信使系统的异常　抑郁障碍的胆碱能假说认为抑郁障碍患者有过度的胆碱能活动。

(二)神经内分泌

许多研究发现,抑郁障碍患者有下丘脑 - 垂体 - 肾上腺(HPA)轴、下丘脑 - 垂体 - 甲状腺(HPT)轴、下丘脑 - 垂体 - 生长素(HPGH)轴功能异常,尤其是 HPA 轴功能异常。垂体激素的调节及神经递质对垂体的控制非常复杂,在这里简要介绍抑郁障碍内分泌研究的一些主要发现。

1. HPA 轴　在抑郁障碍患者中,下丘脑 - 垂体 - 肾上腺轴功能存在异常,主要表现为血浆、尿液、脑脊液中的皮质醇水平升高且昼夜分泌节律发生改变;促肾上腺皮质激素(ACTH)所引起的糖皮质激素分泌增强;脑脊液中的促肾上腺皮质激素释放激素(CRH)水平升高;ACTH 分泌对外源性 CRH 反应迟钝。抑郁程度越重,年龄越大,HPA 轴异常就越明显。最新研究证实,肾上腺皮质激素提供一个神经生物学基础,在此基础上遗传物质、生活事件和应激发生相互作用。重复的应激,特别是从生活早期开始的应激会导致垂体 - 肾上腺轴的高反应性,皮质类固醇水平缓慢升高,能启动一系列分子水平的异常,在功能和结构上对中枢神经系统造成不良影响,从而引起临床的抑郁样症状。

2. HPT 轴　甲状腺功能与情绪的关系在临床上认识较早。研究发现约 25% 的抑郁障碍患者血浆促甲状腺激素含量显著降低,而游离 T_4 水平显著升高。甲状腺功能减退的临床表现在多个方面可与抑郁障碍相混淆,如运动性迟滞、疲劳、性功能减退、抑郁情绪以及自杀倾向等。甲状腺功能减退所伴发的睡眠过多和体重增加有可能使医师将之误诊为不典型抑郁障碍。抑郁障碍患者可以出现甲状腺素分泌昼夜节律的消失或平坦,其促甲状腺素和三碘甲状腺原氨酸的血清浓度也可下降。甲状腺功能异常与难治性抑郁障碍的治疗有关,但其病理生理学基础仍不明确。

除此之外,抑郁障碍患者的生长激素、催乳素、性激素等激素分泌均会发生改变,从而影响抑郁障碍患者相关的生理活动及神经功能,最终引起相关的症状,但具体的病理生理学基础仍不明确。①生长激素:生长激素的分泌存在昼夜节律,于慢波睡眠期达到高峰,而抑郁障碍患者的这种峰值变平坦。②催乳素:大多数研究均认为抑郁障碍患者的催乳素水平及分泌节律正常,然而抑郁障碍患者的催乳素对色氨酸和 5-HT 受体拮抗剂的反应性降低(经三环类药物治疗后上升),这也间接说明抑郁障碍患者的 5-HT 受体功能改变。③抑郁障碍还可能出现其他激素分泌节律的改变。女性的促卵泡激素和促黄体素分泌下降,而男性的睾酮水平下降,因此抑郁障碍者往往存在性功能减退。

三、临 床 表 现

抑郁发作的表现可分为核心症状群、心理症状群与躯体症状群 3 个方面。

(一)核心症状群

1. 情绪低落　主要表现为自我感受到或他人可观察到的显著而持久的情感低落、抑郁悲观。

2. 兴趣减退　患者对各种以前喜爱的活动或事物兴趣下降或缺乏兴趣,对任何事都提不起劲,如文娱、体育活动、业余爱好等。

3. 快感缺失　患者丧失体验快乐的能力,不能从平日从事的活动中获得乐趣。

(二)心理症状群

抑郁发作还包含许多心理学症状,可分为心理学伴随症状(焦虑、自罪自责、精神病性症状、认知症状以及自杀观念和行为、自知力等)和精神运动性症状(精神运动性迟滞或激越等)。

(三)躯体症状群

躯体症状在抑郁障碍患者中并不少见,涉及睡眠、饮食、体重和行为活动表现等方面,表现为失眠、食欲下降、体重减轻。此外,部分患者还存在疼痛、心动过速、口干、便秘等症状。

四、药物治疗原则

(一)治疗目标

抑郁障碍的治疗主要达到3个目标:①提高临床治愈率,最大限度地减少病残率和自杀率,减少复发风险;②提高生存质量,恢复社会功能,而不仅是症状的消失;③预防复发。

(二)治疗原则

1. 全病程治疗原则　全病程治疗分为急性期治疗、巩固期治疗和维持期治疗。急性期治疗(8~12周)主要为控制症状,尽量达到临床缓解(remission)与促进功能恢复到病前的水平,提高患者的生活质量。急性期的疗效决定患者疾病的结局和预后,需要合理治疗以提高长期预后和促进社会功能康复。巩固期治疗为4~9个月,在此期间患者病情不稳定,复发风险较大,原则上应继续使用急性期治疗有效的药物,并强调治疗方案、药物剂量、使用方法保持不变。维持期治疗时间的研究尚不充分,一般倾向于至少2~3年,多次复发(3次或3次以上)以及有明显的残留症状者主张长期维持治疗。持续规范的治疗可以有效地降低抑郁障碍的复发率。维持治疗结束后,病情稳定可缓慢减药直至终止治疗,一旦发现有复发的早期征象,应迅速恢复原治疗。

2. 个体化合理用药原则　应根据临床因素对抗抑郁药进行个体化选择,考虑药物疗效或不良反应的性别差异选择药物种类;考虑不同年龄患者的代谢差异调整药物剂量;对于有自杀观念的患者避免一次处方大量药物,以防意外;考虑患者的既往用药史,优先选择过去药物疗效满意的种类。

3. 量化评估原则　治疗前对疾病诊断、症状及其特点、治疗以及影响治疗的躯体状况、患者的主观感受、社会功能、生活质量以及药物经济负担等进行充分的评估;治疗过程中定期应用实验室检查及精神科量表(自评量表和他评量表)进行疗效及耐受性、安全性方面的量化评估。

4. 抗抑郁药单一使用原则　通常抗抑郁药应尽可能单一使用,对难治性病例可以联合用药以增加疗效；伴有精神病性症状的抑郁障碍，应该采用抗抑郁药和抗精神病药合用的药物治疗方案。

5. **药物剂量调整原则**　结合耐受性评估，选择适宜的起始剂量，根据药动学特点制订适宜的药物滴定速度，通常在 1~2 周内达到有效剂量。如果服用抗抑郁药 2 周后没有明显改善（抑郁症状评定量表减分率 < 20%），且药物剂量有上调空间，可以结合患者的耐受性评估情况增加药物剂量；对表现出一定疗效的患者（抑郁症状评定量表减分率 ≥ 20%），可以考虑维持相同剂量的抗抑郁药治疗至 4 周，再根据疗效和耐受性决定是否进行剂量调整。

6. **换药原则**　对于依从性好的患者，如果抗抑郁药的剂量达到个体能够耐受的最大有效剂量或足量（药物剂量上限）至少 4 周仍无明显疗效，即可确定药物无效并考虑换药。换药并不局限于在不同种类之间，也可以在相同种类间进行；但是如果已经使用 2 种同类的抗抑郁药无效，建议换用不同种类的药物治疗。目前临床上常用的换药方式有①骤停换药：立即停用原药，同时立即使用新药的临床有效剂量；②交叉换药：原药每 4~5 个半衰期减量 25%~50%，同时滴定新药，当新药达到临床有效剂量时，逐渐减停原药；③平台换药：维持原药完整的治疗剂量，同时滴定新药，当新药达到临床有效剂量时，逐渐减停原药。

7. **停药原则**　对再次发作风险很低的患者，维持期治疗结束后在数周内逐渐停药；如果存在残留症状，最好不停药。应强调患者在停药前需征求医师的意见。在停止治疗后的 2 个月内复发风险最高，应在停药期坚持随访，仔细观察停药反应或复发迹象，必要时可快速回到原有药物的有效治疗剂量维持治疗。

8. **联盟治疗原则**　精神障碍的诊断很大程度上依赖完整真实的病史和全面有效的精神检查，而彼此信任、支持性的医患联盟关系有助于患者进入并保持在治疗过程中的配合。同时应与患者家属建立密切的合作关系，最大限度地调动患者的人脉支持系统，形成广泛的治疗联盟，提高患者的治疗依从性。

9. **治疗共病原则**　积极治疗与抑郁发作共病的焦虑障碍、躯体疾病与物质依赖等。

第二节 抗抑郁药的药学特点

一、药理作用机制

(一)单胺氧化酶抑制剂

MAOI 通过抑制中枢神经系统单胺类神经递质 DA、5-HT、NE 的氧化代谢而提高神经元突触间隙浓度。单胺氧化酶分为 MAO-A 和 MAO-B,新一代 MAOI 为可逆性 MAOI,主要抑制 MAO-A,不良反应较老 MAOI 少,不会引起高血压危象,适用于各类抑郁障碍。代表药物有吗氯贝胺。

(二)三环类抗抑郁药

本类药物由于结构中都有 2 个苯环和 1 个杂环,故统称为三环类抗抑郁药(tricyclic antidepressant, TCA)。此类药物属于非选择性单胺摄取抑制剂,通过对突触前单胺类神经递质再摄取的抑制,拮抗 NE 和 5-HT 递质的再摄取,从而增加突触间隙这 2 种递质的浓度,促进突触传递功能而发挥抗抑郁作用。常见药物包括丙米嗪、阿米替林、多塞平、氯米帕明、阿莫沙平,不良反应较多,常见的不良反应有低血压、镇静、口干和便秘等。

(三)选择性 5-HT 再摄取抑制剂

选择性 5- 羟色胺(5-HT)再摄取抑制剂(selective serotonin reuptake inhibitor, SSRI)是目前抗抑郁新药开发最多的一类,与 TCA 的作用机制不同,该类药对 5-HT 再摄取的抑制作用选择性强,对其他递质和受体的作用甚微,保留与 TCA 相似的疗效并克服 TCA 的诸多不良反应,相对比较安全,已成为一线抗抑郁药。目前常用的 SSRI 包括氟西汀、帕罗西汀、舍曲林、氟伏沙明、艾司西酞普兰,其主要作用机制有许多相似之处。

SSRI 主要通过选择性地抑制突触前 5-HT 的再摄取,使突触间隙内的 5-HT 含量升高,提高 5-HT 能神经的传导而达到治疗目的。此类药物抗副交感神经、抗组胺、抗 α_1 受体作用几乎没有或者较弱,因此副作用更小。

(四)5-HT$_{2A}$ 受体拮抗剂及 5-HT 再摄取抑制剂

5-HT$_{2A}$ 受体拮抗剂及 5-HT 再摄取抑制剂(SARIS)主要通过强效拮抗突

触后的 5-HT$_{2A}$ 受体，从而兴奋 5-HT$_{1A}$ 受体对 5-HT 的反应，同时抑制突触前神经元对 5-HT 的再摄取，使突触间隙的 5-HT 含量升高，适用于伴焦虑、失眠的轻、中度抑郁患者。此外，该类药物还具有拮抗 α$_1$ 受体的作用，可能会引起头晕、镇静和直立性低血压，代表药物有奈法唑酮和曲唑酮。奈法唑酮对 5-HT 的再摄取抑制作用较曲唑酮强，同时奈法唑酮还可抑制去甲肾上腺素的再摄取，所以奈法唑酮的抗抑郁和抗焦虑效果均强于曲唑酮。曲唑酮的抗抑郁作用与 TCA 和 MAOI 相似，但对心血管系统的毒性小，较适用于老年或伴有心血管疾病的抑郁障碍患者。

（五）5-HT 及 NE 再摄取抑制剂

5-HT 及 NE 再摄取抑制剂（SNRI）主要通过对突触前膜 5-HT 和 NE 再摄取的双重抑制作用，使突触间隙的 5-HT 和 NE 浓度增加；对肾上腺素能受体、胆碱能受体及组胺受体无明显的亲和力。代表药物包括文拉法辛、度洛西汀、米那普仑。

（六）选择性 NE 再摄取抑制剂

选择性 NE 再摄取抑制剂（NRI）主要通过选择性地抑制突触前膜对 NE 的再摄取，提高突触间隙的 NE 浓度，对毒蕈碱、组胺或肾上腺素受体几乎没有亲和力。代表药物为瑞波西汀。

（七）其他类

1. 噻奈普汀　通过增加突出前膜对 5-HT 的再摄取，增加囊泡中 5-HT 的储存，并改变其活性而发挥抗抑郁效应，适用于老年抑郁障碍，能改善抑郁伴发的焦虑症状。

2. 圣约翰草提取物　主要成分为金丝桃素，从植物圣约翰草中提取而得。通过抑制 5-HT、NE 和 DA 的再摄取而发挥抗抑郁效应。适用于轻、中度抑郁障碍患者，同时能改善患者的失眠和焦虑症状。

二、药动学特点

抗抑郁药的药动学特点见表4-1。

表 4-1 抗抑郁药的药动学特点

药物	起始剂量/ （mg/d）	常规剂量/ （mg/d）	分子量	半衰期	血浆蛋白 结合率	表观分布容 积/（L/kg）	代谢与排泄途径	血药浓度范 围/（ng/ml）	备注
单胺氧化酶抑制剂									
吗氯 贝胺	100~300	150~600	268.74	2~3 小时	50%	75~95	几乎全部由肝脏代谢，部分经 CYP2C19、CYP2D6 代谢。其代谢产物及 1% 的原型药物经肾脏排出，并有原型药物从乳汁泌出	300~1 000	1. 肝硬化患者的平均潴留时间延长，故这类患者约需减半量。 2. 肾功能不全患者无须调整用量。 3. 哺乳期妇女使用该药期间应停止哺乳。 4. 大剂量时可能诱发癫痫
三环类抗抑郁药									
丙米 嗪	50	50~150	280.4	10~20 小时	89%~94%	7~20	主要在肝内经肝药酶代谢，主要代谢产物为去甲丙米嗪，其他还有 2-羟基丙米嗪、2-羟基去甲丙米嗪，均有活性。这些		1. 妊娠期服用大剂量的本品对胎儿有不良影响，孕妇用药应权衡利弊。 2. 本品可泌入乳汁，哺乳期妇女使用本药期间应停止哺乳。

续表

药物	起始剂量/(mg/d)	常规剂量/(mg/d)	分子量	半衰期	血浆蛋白结合率	表观分布容积/(L/kg)	代谢与排泄途径	血药浓度范围/(ng/ml)	备注
							代谢产物与葡糖醛酸结合后，经肾脏排泄		3. 开始先出现镇静作用，2~3周之后才显示抗抑郁作用
去甲替林	30	30~70	263.4	15~39小时	86%~95%	15~27	主要经肝脏代谢，代谢产物为10-羟基去甲替林，E-10-羟基去甲替林，Z-10-羟基去甲替林。血浆清除率为0.66~0.77L/(kg·h)，肾排泄率为2%，亦可通过胆汁排泄	80~200	1. 不推荐儿童使用。 2. 孕妇（尤其妊娠早期）应尽可能避免使用。 3. 本药在乳汁中的浓度低，是否对乳儿有影响尚不明确。 4. 使用本药应监测心脏疾病。 5. 对烧伤患者，其血药浓度不能够准确反映本药的毒副作用和治疗效果
地昔帕明	75	100	266.4	17~21小时	96%~97%	33~42	主要经肝脏代谢，代谢产物为2-羟基地昔帕明。肾	175~300	1. 不推荐儿童使用。 2. 孕妇（尤其妊娠早期）应尽可能避免使用。

续表

药物	起始剂量/(mg/d)	常规剂量/(mg/d)	分子量	半衰期	血浆蛋白结合率	表观分布容积/(L/kg)	代谢与排泄途径	血药浓度范围/(ng/ml)	备注
							排泄率约为70%		3. 本品可泌入乳汁，哺乳期妇女使用本药期间应停止哺乳。 4. 本药可致肝炎
阿米替林	50	50~150	277	32~40小时	96%	5~10	主要经肝脏代谢，主要代谢产物为去甲替林，也有阿米替林的 N-氧化物和10-羟衍生物以及去甲替林的10-羟衍生物，均有活性。本药主要经肾脏排泄，也可从乳汁排泄	80~200(阿米替林+去甲替林)	1. 妊娠期服用大剂量的本品对胎儿有不良影响，孕妇用药应权衡利弊。 2. 本品可泌入乳汁，哺乳期妇女使用本药期间应停止哺乳。 3. 用量较大时对敏感者可引起谵妄。 4. 开始先出现镇静作用，1~4周之后才显示抑郁抑制作用
多塞平	50	50~150	315.8	8~2小时	80%	9~33	在肝脏代谢，生成活性代谢物去甲基	50~150(多塞平+去甲多)	1. 本药在体内分布较广，可以通过血-脑脊液屏

续表

药物	起始剂量/(mg/d)	常规剂量/(mg/d)	分子量	半衰期	血浆蛋白结合率	表观分布容积/(L/kg)	代谢与排泄途径	血药浓度范围/(ng/ml)	备注
							多塞平。代谢物从游离和结合的方式随尿液排出，药物可泌入乳汁	塞平）	障利和胎盘屏障。 2. 尚无孕妇用药的良好对照研究资料，应慎用。 3. 本品可泌入乳汁，哺乳期妇女使用本药期间应停止哺乳。 4. 停用单胺氧化酶抑制剂2周后才能使用本药。 5. 本品乳膏只用于局部未破损的皮肤。
马普替林	25	50~150	277.4	60~90小时	88%	22.6	本品在肝脏代谢，代谢产物有去甲基马普替林和马普替林-N-氧化物，均有活性。本药65%与葡糖醛酸结合随尿排出，约30%随粪类便排	75~130	1. 本药广泛分布于全身，在肺、肾上腺、甲状腺中的浓度较高。 2. 尚无孕妇用药的良好对照研究资料，应慎用。 3. 本品可泌入乳汁，哺乳期妇女使用本药期间

续表

药物	起始剂量/常规剂量/(mg/d)	分子量	半衰期	血浆蛋白结合率	表观分布容积/(L/kg)	代谢与排泄途径	血药浓度范围/(ng/ml)	备注
						出，也可通过乳汁排泄		间应停止哺乳。4.在治疗最初数月，应监测发热和喉痛发生情况。5.长期治疗应定期进行牙科检查
阿莫沙平	25~75	200~300	313.78	8小时	90%	—	主要经肝脏代谢，主要代谢产物为7-羟基阿莫沙平和8-羟基阿莫沙平。大部分代谢产物经肾脏排泄，少量经从粪便排出	200~500	严重心、肝、肾功能不全者禁用

选择性5-HT再摄取抑制剂

药物	起始剂量/常规剂量/(mg/d)	分子量	半衰期	血浆蛋白结合率	表观分布容积/(L/kg)	代谢与排泄途径	血药浓度范围/(ng/ml)	备注
艾司西酞普兰	5 常用剂量为10，最大剂量为20	324.39	30小时	80%	12~26	艾司西酞普兰及其代谢产物主要经肝脏CYP2C19代谢和肾脏消除，其代谢产物主要经肝脏和肾脏代谢和肾脏消除	15~80	1.老年患者（>65岁）的每日最大剂量不应超过10mg。2.本品不适用于儿童和

续表

药物	起始剂量/(mg/d)	常规剂量/(mg/d)	分子量	半衰期	血浆蛋白结合率	表观分布容积/(L/kg)	代谢与排泄途径	血药浓度范围/(ng/ml)	备注
							主要以代谢产物的形式从尿液中排泄		18岁以下的青少年。 3. 肝功能降低者建议起始剂量为每日5mg,持续治疗2周;根据患者的个体反应,剂量可以增加至每日10mg。 4. 轻、中度肾功能低者不需要调整剂量,严重肾功能降低(Clcr<30ml/min)的患者慎用。 5. 多态性。已发现经CYP2C19代谢的慢代谢者,本品的血浆浓度为快代谢者的2倍。 6. 艾司西酞普兰可在乳汁中分泌,哺乳期妇女不应接受本品治疗或在用药期间停止哺乳。

续表

药物	起始剂量 / (mg/d)	常规剂量 / (mg/d)	分子量	半衰期	血浆蛋白结合率	表观分布容积 /(L/kg)	代谢与排泄途径	血药浓度范围 /(ng/ml)	备注
									7. 药物过量时没有特异性的解救药。罕有致命危险报道，应保持呼吸道通畅，确保足够的氧摄取和呼吸功能。给予系统性支持治疗
舍曲林	50	50~100，最大剂量为200	306.23	22~36小时	98%	>20	经肝脏 CYP2D6 和 CYP3A4 代谢，代谢产物从粪便和尿中等量排泄，只有少量（<0.2%）舍曲林以原型从尿中排出	10~150	1. 6~12 岁的体重较轻的儿童其起始剂量应为 25mg，每日 1 次。 2. 本药可进入乳汁，哺乳期妇女应慎用。 3. 老年人、肝功能不全者剂量减半。 4. 肾功能不全者无须减量。 5. 药物过量时没有特异性的解救药。罕有致命危险报道。保持呼吸

续表

药物	起始剂量/（mg/d）	常规剂量/（mg/d）	分子量	半衰期	血浆蛋白结合率	表观分布容积/（L/kg）	代谢与排泄途径	血药浓度范围/（ng/ml）	备注
									吸道通畅，确保足够的氧摄取和呼吸功能，并给予系统性支持治疗
氟西汀	20	20~80	309.33	1~3天（急性高剂量）；4~6天（长期维持剂量）	95%	20~40	氟西汀主要由肝脏CYP2D6代谢，经去甲基化作用生成活性代谢产物去甲氟西汀。主要由肾脏排泄（约60%）	120~500（氟西汀＋去甲氟西汀）	1. 已批准用于8岁以上的儿童和青少年抑郁障碍的治疗。 2. 老年人的日剂量一般不宜超过40mg，最高推荐日剂量为60mg。 3. 肝功能受损患者建议剂量减半。 4. 肾功能受损患者不必调整剂量。 5. 尚未发现氟西汀与出生缺陷风险升高之间的相关性，但可能会导致宫生期并发症、精神行为紊乱和戒断综合征，应更换使用其他半衰期较短的SSRI。

续表

药物	起始剂量/（mg/d）	常规剂量/（mg/d）	分子量	半衰期	血浆蛋白结合率	表观分布容积/（L/kg）	代谢与排泄途径	血药浓度范围/（ng/ml）	备注
									6. 氟西汀及去甲氟西汀均可分泌至母乳中
帕罗西汀	10	10~50	329.4	21小时	95%	3~28	部分由CYP2D6代谢，代谢产物无活性。主要经肾脏排泄，少量由粪便排泄	30~120	1. 老年人首剂 10mg/d，最大剂量为 40mg/d。 2. 肾功能受损患者首剂量为 10mg/d，最大剂量为 40mg/d。 3. 肝功能受损患者首剂量为 10mg/d，最大剂量为 40mg/d。 4. 妊娠期使用不推荐使用，尤其是妊娠期的前 3 个月。 5. 帕罗西汀可分泌至乳汁中，哺乳期妇女应谨慎使用
氟伏沙明	50	100~300	318.16	13~15小时（单次服药）	80%	25	马来酸氟伏沙明主要在肝脏中经	60~230	1. 老年人使用时加量应缓慢。

续表

药物	起始剂量/(mg/d)	常规剂量/(mg/d)	分子量	半衰期	血浆蛋白结合率	表观分布容积/(L/kg)	代谢与排泄途径	血药浓度范围/(ng/ml)	备注
				后);17~22小时(多次服药后)			CYP2D6转化,可抑制CYP1A2/3A4/2C酶的活性		2. 肾功能受损患者无须调整剂量。 3. 肝功能受损患者建议剂量减半。 4. 尚未发现妊娠早期暴露于氟伏沙明与致畸相关,孕妇应权衡利弊后使用。 5. 氟伏沙明可分泌至乳汁中,哺乳期妇女应谨慎使用
5-HT$_{2A}$受体拮抗剂及5-HT再摄取抑制剂									
曲唑酮	50~150	150~600	371.86	第I相3~6小时;第II相5~9小时	89%~95%	—	主要经肝脏,CYP3A4代谢,主要代谢产物为m-氯苯哌嗪(m-CPP)。几乎全部以代谢产物	700~1000	1. 肝功能减退者应减少剂量或服药频率,肝功能严重受损应避免使用。 2. 肾功能损伤不影响排泄,不必调整剂量。

续表

药物	起始剂量/常规剂量/(mg/d)	分子量	半衰期	血浆蛋白结合率	表观分布容积/(L/kg)	代谢与排泄途径	血药浓度范围/(ng/ml)	备注
						经肾脏排泄,只有1%以原型经肾排出		3. 药物与代谢产物可少量透过胎盘并分泌入乳汁,妊娠期及哺乳期应权衡利弊。 4. 过量服用时罕见致命危险,主要症状为呼吸抑制和右束支传导阻滞
5-HT及NE再摄取抑制剂								
文拉法辛	37.5~75　75~225	277.40	5小时±2小时(ODV为11小时±2小时)	27%(ODV为30%)	7.5±3.7(ODV为5.7±1.8)	主要经肝脏CYP2D6代谢为活性代谢产物O-去甲文拉法辛(ODV),经CYP3A4代谢是次要通路。87%经肾脏排泄	100~400(文拉法辛及代谢物O-去甲文拉法辛浓度之和)	1. 肝功能损害患者剂量降低一半。 2. 肾功能不全患者每日总剂量须减少25%~50%,接受透析者须减少50%。 3. 文拉法辛和ODV可在羊水和脐带血中被检出,新生儿撤药综

续表

药物	起始剂量/（mg/d）	常规剂量/（mg/d）	分子量	半衰期	血浆蛋白结合率	表观分布容积/(L/kg)	代谢与排泄途径	血药浓度范围/(ng/ml)	备注
									合征强于SSRI。 4. 文拉法辛和ODV可由母乳分泌，哺乳期妇女应慎重使用。 5. 药物过量可能危及生命，无特殊的解毒药。药物分布容积较大，强利尿、透析、血液灌注及换血疗法的疗效不大。不推荐采用催吐治疗，可考虑使用药用炭。
度洛西汀	30~40	60~120	297.41	约为12小时（范围为8~17小时）	>90%	1 640L	主要经肝脏CYP2D6和CYP1A2代谢。70%经肾脏排泄，20%经粪便排出	30~120	1. 肝功能不全患者应避免使用。 2. 严重肾功能不全患者避免使用。 3. 妊娠期用药应权衡利弊；可分泌入乳汁，服用本药的患者不推荐母乳喂养。

续表

药物	起始剂量/常规剂量/（mg/d）	分子量	半衰期	血浆蛋白结合率	表观分布容积/（L/kg）	代谢与排泄途径	血药浓度范围/（ng/ml）	备注
								4. 有急性药物过量致死的报告，无特殊的解毒药。药物分布容积较大、强利尿、透析、血液灌注及换血疗法的疗效不大。不推荐采用催吐治疗，可考虑使用药用炭
米那普仑	50 100	246.35	8 小时	日本人：38.5%；西方人：13%	5	血浆及尿中的原型药物大量被检出。代谢物大部分与葡萄糖醛酸结合	50~110	1. 肝功能不全患者可持续维持较高的血药浓度，给药应谨慎。 2. 有肾脏疾病的患者应根据肌酐清除率调整剂量。 3. 药物可透过胎盘并分泌入乳汁，孕妇用药应权衡利弊，哺乳期用药时应停止哺乳。

续表

药物	起始剂量/（mg/d）	常规剂量/（mg/d）	分子量	半衰期	血浆蛋白结合率	表观分布容积/（L/kg）	代谢与排泄途径	血药浓度范围/（ng/ml）	备注
									4. 过量使用时可出现超剂量反应。用量200mg时出现恶心、出汗、便秘；单药800~1000mg时出现呼吸困难（呼吸暂停）和心动过速；用量1900~2900mg并用其他药物合用（尤其是苯二氮䓬类）时出现困倦、高碳酸血症和意识障碍。无特效的解毒剂，应尽快采取洗胃、服用药用炭等方法

选择性NE再摄取抑制剂

药物	起始剂量/（mg/d）	常规剂量/（mg/d）	分子量	半衰期	血浆蛋白结合率	表观分布容积/（L/kg）	代谢与排泄途径	血药浓度范围/（ng/ml）	备注
瑞波西汀	8	8~12	313.39	13小时左右	97%	0.385~0.92	主要经肝脏CYP3A4代谢。76%由尿液排出	60~50	1. 肝功能不全者禁用。2. 肾功能不全者禁用。3. 老年患者的个体差异

续表

药物	起始剂量/ （mg/d）	常规剂量/ （mg/d）	分子量	半衰期	血浆蛋白 结合率	表观分布容 积/（L/kg）	代谢与排泄途径	血药浓度范 围/（ng/ml）	备注
									大，剂量不易掌握，不 推荐使用。 4. 可少量透过胎盘或分 泌入乳汁，孕妇及哺 乳期妇女禁用。 5. 过量可能出现低血 压、焦虑、高血压等症 状，无特殊的解救药
其他类									
奈法 唑酮	200	300~600	470.01	2~4小时	99%以上	0.22~0.87	主要经肝脏代 谢，主要代谢产 物为羟基奈法 唑酮和 m-氯苯哌 嗪（m-CPP）。约 55%经肾脏排泄， 20%~30%经粪便 排出	—	1. 肝肾功能不全患者 应限制较低的用量 范围。 2. 对于孕妇应权衡利 弊。小部分奈法唑酮 可分布到乳汁中，哺 乳期禁用

药物	起始剂量/(mg/d)	常规剂量/(mg/d)	分子量	半衰期	血浆蛋白结合率	表观分布容积/(L/kg)	代谢与排泄途径	血药浓度范围/(ng/ml)	备注
噻奈普汀	37.5	25~37.5	436.95	3小时	约94%	—	主要经肝脏代谢。代谢产物主要经肾脏排泄，约8%以原型通过肾脏排泄	—	1. 肝功能不全患者可正常使用。 2. 肾功能不全患者应适当减少剂量或服药频率。 3. 有极少量药物可透过胎盘屏障，妊娠期间应避免使用；哺乳期可以分泌入乳汁，建议哺乳期妇女禁用
圣约翰草提取物	—	600~900	—	24~48小时	—	—	—	100~150	1. 严重肝、肾功能不全患者应降低服药剂量或减少频次。 2. 孕妇和哺乳期妇女用药是否安全尚不明确，所以在妊娠期前3个月和哺乳期应尽量避免使用

三、药物相互作用

抗抑郁药的相关药物相互作用见表 4-2。

表 4-2 抗抑郁药的相关药物相互作用

药物	药动学介导的相互作用	药效学介导的相互作用
吗氯贝胺	1. 与咪替丁合用,可延缓本品的代谢。 2. 与细胞色素酶 P450 抑制剂或作用底物合用,可能会增加本品及其他 MAOI 的血药浓度,或者 2 种药物之间产生复杂的相互作用	1. 与增强 5-HT 能活性的药物(如 SSRI、TCA、SNRI)合用,可导致 5-HT 综合征、症状严重,常可致死,因此禁止与这些药物合用。 2. 使用中枢性镇痛药(如哌替啶、可待因、右美沙芬)、麻黄碱、伪麻黄碱或苯丙醇胺的患者禁用本品。 3. 与交感活性增强药物(如肾上腺素、去甲肾上腺素、沙美特罗等)合用,会进一步增加这类药物的作用,引起急性高血压、心悸、激动等,甚至引起躁狂发作。 4. 本品会刺激胰岛素分泌,与治疗糖尿病的药物合用会增加后者的药效,引起低血糖,甚至是低血糖性的痫性发作、意识障碍等。 5. 与卡马西平合用,可引起急性高血压、高热和痫性发作等
丙米嗪	1. 本品为 CYP2D6 抑制剂,与同样经过该酶系统代谢的药物合用时可能引起药物相互作用。例如西咪替丁抑制 CYP2D6 酶,增加丙米嗪的血药浓度,可能导致丙米嗪中毒。 2. 本品为 CYP3A4 抑制剂,与布他比妥合用降低血药浓度	1. 与异烟肼合用,作用增强,不良反应也增加。 2. 可增强拟肾上腺素类药物的升压作用,故禁止两者合用。 3. 与曲马多合用,可增加癫痫发作的风险,应避免两者合用。 4. 与哌甲酯合用,血药浓度升高,抗抑郁作用增强。 5. 与沙美特罗合用,可增加心血管兴奋的风险

续表

药物	药动学介导的相互作用	药效学介导的相互作用
地昔帕明	1. 本品为 CYP2D6 抑制剂，与同样经过该酶系统代谢的药物合用时可能引起药物相互作用。例如盐酸安非拉酮，升高血药浓度，增加中毒风险。 2. 本品为 CYP2C19 抑制剂，与莫达非尼合用时增加中毒风险	1. 与单胺氧化酶抑制剂合用，导致神经毒性、癫痫发作或 5- 羟色胺综合征，禁忌联用。 2. 与巴比妥类药物合用，协同中枢镇静和呼吸抑制作用。 3. 与阿福特罗合用时应谨慎，密切监测心血管不良反应。 4. 与布洛芬合用，抑制代谢，增加毒性，应监测血药浓度
去甲替林	本品为 CYP2D6 抑制剂，与同样经过该酶系统代谢的药物合用时可能引起药物相互作用。例如特比萘芬，增加血药浓度，可能导致中毒	1. 本药可使环孢素的血药浓度升高，合用时应根据环孢素的血药浓度调整本药的剂量。 2. 禁止与单胺氧化酶抑制剂合用，两者的使用间隔至少为 2 周
阿米替林	1. 本品为 CYP2C19 抑制剂，与同样经过该酶系统代谢的药物合用时可能引起药物相互作用。例如氟伏沙明，引起中毒。 2. 本品为 CYP1A2 抑制剂，与度洛西汀合用，可增加后者的血药浓度	1. 与单胺氧化酶抑制剂合用或相继应用时可增加不良反应，症状类似于阿托品中毒。换用药物须间隔 2 周。 2. 口服避孕药或含雌激素的药物可降低本药的疗效并增加不良反应。 3. 与可延长 Q-T 间期的药物（如抗心律失常）合用时，可能会增加发生室性心律失常的风险。 4. 与抗惊厥药合用，可降低癫痫发作阈值，降低抗惊厥药的作用，合用须调整抗癫痫的用量
多塞平	本品为 CYP2D6 抑制剂，与同样经过该酶系统代谢的药物合用时可能引起药物相互作用。例如帕罗西汀，增加中毒风险	1. 与西咪替丁合用，可出现严重的抗胆碱能症状。 2. 与需 CYP2D6 代谢的药物合用应减少用量，与需 CYP2D6 代谢的药物或抑制该酶的药物合用时应谨慎

药物	药动学介导的相互作用	药效学介导的相互作用
马普替林	1. 本品为 CYP2C19 抑制剂，与同样经过该酶系统代谢的药物合用时可能引起药物相互作用。 2. 本品为 CYP1A2 抑制剂，与西咪替丁合用，增加后者的血药浓度	1. 与西沙必利、伊布利特合用，可因 Q-T 间期延长的相加效应而导致心脏中毒性损害，故禁止两药合用。 2. 与镇静药、麻醉药合用，可导致过度嗜睡。 3. 与甲状腺激素合用，可增加心律失常的发生率。 4. 与单胺氧化酶抑制剂合用，导致 5- 羟色胺综合征
艾司西酞普兰	1. 艾司西酞普兰在体内代谢主要由细胞色素 CYP2C19 介导，细胞色素 CYP3A4 和细胞色素 CYP2D6 也参与其代谢，但影响较小。 2. 当艾司西酞普兰达到治疗剂量的上限时，应谨慎合用 CYP2C19 酶抑制剂（如奥美拉唑、氟西汀、氟伏沙明、兰索拉唑、噻氯匹定）和西咪替丁。 3. 本品为 CYP2D6 抑制剂，与下列药物合用时应谨慎，包括主要经 CYP2D6 代谢的药物、治疗指数较窄的药物，如氟卡尼、普罗帕酮和美托洛尔（当治疗心力衰竭时）；或一些主要经 CYP2D6 代谢的作用于中枢神经系统的药物（抗抑郁药地昔帕明、氯米帕明和去甲替林等，或抗精神病药利培酮、硫利达嗪和氟哌啶醇）	1. 禁与单胺氧化酶抑制剂等可能导致 5- 羟色胺综合征的药物合用。 2. 艾司西酞普兰可以降低癫痫发作阈值，建议与能降低癫痫发作阈值的其他药物合用时应谨慎，如抗抑郁药（三环类、SSRI）、精神安定剂（吩噻嗪类、硫杂蒽类、丁酰苯类）、甲氟喹和曲马多。 3. 谨慎合用锂盐、色氨酸，因为有 SSRI 与其合用后产生协同效应的报告。 4. 谨慎合用含有圣约翰草（贯叶连翘、金丝桃素）的中草药，因为可能增加不良反应的发生。 5. 合用非甾体抗炎药或华法林时，可能增加出血的风险
舍曲林	对药物代谢同工酶 CYP2D6 的抑制作用程度是不尽相同的，其临床意义取决于抑制作用的程度及合用药物的治疗指数，针对治疗指数较窄的 CYP2D6 底物应注意监测	1. 禁与单胺氧化酶抑制剂等可能导致 5- 羟色胺综合征的药物合用。 2. 与其他使 Q-Tc 间期延长的药物（如某些抗精神病药和抗生素）合用会导致 Q-Tc 间期延长和 / 或室性心律失常（例如 TdP）的风险增加。

续表

药物	药动学介导的相互作用	药效学介导的相互作用
		3. 舍曲林与华法林联合应用或停用时应密切监测凝血酶原时间
氟西汀	氟西汀可抑制 CYP2D6 及 CYP3A4,可影响主要经两者代谢的药物,且由于氟西汀的半衰期较长,容易产生持久的药物相互作用,所涉及的药物包括常见的其他 SSRI 及 SNRI、华法林、阿普唑仑、苯妥英、他汀类降脂药等,合用时需注意调整剂量	1. 禁与单胺氧化酶抑制剂等可能导致 5- 羟色胺综合征的药物合用。 2. 合用非甾体抗炎药或华法林时,可能增加出血的风险。 3. 氟西汀和圣约翰草(金丝桃素)可能发生药效学相互作用,这会导致不良反应增加
帕罗西汀	本品为 CYP2D6 抑制剂,可能导致合用的经该酶代谢的药物血浆浓度升高,包括部分三环类抗抑郁药、吩噻嗪类精神安定药物、某些 I C 类抗心律失常药(如普罗帕酮和氟卡尼)和美托洛尔。他莫昔芬是需 CYP2D6 代谢激活的前体药物,帕罗西汀对 CYP2D6 的抑制可能导致其疗效降低	1. 禁与单胺氧化酶抑制剂等可能导致 5- 羟色胺综合征的药物合用。 2. 合用非甾体抗炎药或华法林时,可能增加出血的风险。 3. 匹莫齐特与帕罗西汀联用时会引起 Q-T 间期延长,因此严禁两者联用
氟伏沙明	氟伏沙明可以抑制 CYP1A2、CYP2C9、CYP3A4 及 CYP2C19 酶的活性,因此与氯氮平、茶碱、普萘洛尔、替扎尼定、丙米嗪、卡马西平、华法林、阿普唑仑、奥美拉唑等合用可能发生药物相互作用	1. 禁与单胺氧化酶抑制剂等可能导致 5- 羟色胺综合征的药物合用。 2. 锂剂可能增强氟伏沙明的 5- 羟色胺能作用,有诱发癫痫的可能性。 3. 氟伏沙明与地尔硫䓬同时使用可能出现心动过缓。 4. 与非吸烟者相比,吸烟者对氟伏沙明的代谢增加 25%
曲唑酮	1. 通过 CYP3A4 代谢,与 CYP3A4 抑制剂合用容易引起药物相互作用,使其血药浓度升高,如伊曲康唑、利托那韦、HIV 蛋白酶抑制剂,需要适当减少曲唑酮的用量。	1. 禁止与单胺氧化酶抑制剂合用,容易导致致死性 5- 羟色胺综合征。 2. 与抗高血压药合用时,应适当减少抗高血压药的用量。 3. 与酒精和其他中枢神经系统抑制剂

药物	药动学介导的相互作用	药效学介导的相互作用
	2. 与其他主要经过CYP3A4代谢的药物合用时,会增加这些药物的浓度,如地高辛,应当密切监测血药浓度水平。 3. 与CYP3A4诱导剂如卡马西平、苯妥英合用,可降低曲唑酮的血药浓度	合用时,会增强镇静作用。 4. 与华法林合用时,需要增加华法林的剂量。 5. 能通过降低惊厥发作阈值,拮抗抗癫痫药的作用
文拉法辛	1. 由于文拉法辛和ODV均具有药理活性,与抑制CYP2D6的药物合用时无须调整剂量。体外研究显示文拉法辛对CYP2D6的抑制作用较弱。 2. CYP3A4抑制剂可能会升高文拉法辛和ODV的水平,合用CYP3A4抑制剂时应谨慎。在体外文拉法辛不抑制CYP3A4的活性。 3. 文拉法辛的主要代谢酶为CYP2D6和CYP3A4,与CYP2D6和CYP3A4双重抑制剂合用需谨慎,可能导致文拉法辛的血药浓度升高	1. 合用其他作用于5-羟色胺神经递质系统的药物可能发生5-羟色胺综合征。 2. 禁止与单胺氧化酶抑制剂合用。不建议与5-羟色胺前体物质(如色氨酸补充剂)合用。如合用某种SSRI、SNRI或5-羟色胺受体激动剂(曲坦类),应密切观察,尤其在治疗初期和增加剂量时。 3. 与阿司匹林、非甾体抗炎药、华法林和其他抗凝药或已知可影响血小板功能的其他药物合用可能会增加出血风险。 4. 合用可延长Q-Tc间期的药物会增加Q-Tc间期延长和/或室性心律失常的风险,应避免
度洛西汀	1. 本药主要经CYP1A2、CYP2D6代谢,应避免合用强CYP1A2抑制剂;合用强CYP2D6抑制剂会出现血药浓度增加,应谨慎。 2. 本药是中度的CYP2D6抑制剂,与主要经CYP2D6代谢且治疗指数窄的药物合用时要慎重。 3. 可能增加高血浆蛋白结合药物的游离浓度,而导致不良反应。 4. 如无肠溶包衣保护,在极端的胃酸环境下本药可能会水解形成萘酚	1. 合用阿司匹林、非甾体抗炎药、华法林和其他影响凝血功能的药物会增加出血风险。 2. 合用其他5-羟色胺药(包括曲坦类、三环类抗抑郁药、芬太尼、锂盐、曲马多、色氨酸、丁螺环酮和圣约翰草)和损害5-羟色胺代谢药(特别是MAOI)应注意出现5-羟色胺综合征的风险。 3. 禁止与单胺氧化酶抑制剂合用治疗精神障碍。不推荐和其他SSRI、SNRI或色氨酸合用。合用影响5-羟色胺神经递质系统的药物(包括曲坦类、利奈唑胺、锂盐、曲马多或圣约翰草)须慎重

续表

药物	药动学介导的相互作用	药效学介导的相互作用
米那普仑	不涉及临床有意义的药动学药物相互作用	1. 合用其他作用于 5- 羟色胺神经递质系统的药物可能发生 5- 羟色胺综合征。 2. 与肾上腺素、去甲肾上腺素注射剂合用可能出现血压升高、心律失常等。 3. 与可乐定等降压药合用有减弱降压作用的可能性。 4. 与碳酸锂或其他锂剂合用有发生 5- 羟色胺综合征的报道。 5. 禁止与 5-$HT_{1B/1D}$ 受体激动剂合用，因为两者合用有引起高血压、冠状动脉收缩的报道。 6. 与地高辛静脉给药合用时有引起直立性低血压、心动过速的报道，故禁止合用。 7. 合用阿司匹林、非甾体抗炎药、华法林和其他影响凝血功能的药物会增加出血风险
瑞波西汀	主要经 CYP3A4 代谢，能有效抑制 CYP3A4 活性的药物（如氟康唑、红霉素、氟伏沙明、奈法唑酮等）可增加本品的血药浓度，不应合用	1. 不应与单胺氧化酶抑制剂合用，可能导致 5- 羟色胺综合征。 2. 与降压药以及美沙酮、利多卡因等合用可能引起直立性低血压。 3. 与麦角类衍生物合用可能引起血压升高。 4. 本药可能引起低血钾，与排钾利尿药合用应谨慎。 5. 与锂合用有协同作用
阿莫沙平	主要经 CYP2D6 和 CYP1A2 代谢，与 CYP2D6 或 CYP1A2 酶抑制剂合用可能增加阿莫沙平的血药浓度，例如西咪替丁、氟西汀、帕罗西汀、度洛西汀等	1. 可加强抗胆碱药与中枢神经抑制剂的作用，与丙戊酸钠合用时需增加丙戊酸钠的给药剂量；与曲马多合用会增加癫痫发作的风险；与抗胆碱药合用可引起麻痹性肠梗阻或高热。

药物	药动学介导的相互作用	药效学介导的相互作用
		2. 与奥沙西泮、氟西泮、重酒石酸二氢可待因酮合用会使两药的药物效应增强，应适当降低给药剂量。 3. 与倍他米松合用会使精神症状加重。 4. 与匹莫齐特合用会增加心脏毒性的风险
噻萘普汀	不经 CYP450 代谢	与非选择性单胺氧化酶抑制剂合用，发生心血管病发作或阵发性高血压、高热、抽搐、死亡的风险增高
圣约翰草提取物	1. 本品为 CYP3A4 诱导剂，与主要经过 CYP3A4 代谢的药物合用容易发生药物相互作用，加速这些药物的代谢，降低血药浓度，如阿托伐他汀、伊立替康、咪达唑仑、非索非那定、利托那韦、环孢素、他克莫司，需密切监测血药浓度水平。 2. 本品为 CYP2C19 诱导剂，与主要经 CYP2C19 代谢的药物合用会加速这些药物的代谢，如奥美拉唑。 3. 本品为 CYP2C9 诱导剂，与主要经 CYP2C9 代谢的药物合用会加速这些药物的代谢，如格列齐特、华法林，会降低这些药物的治疗效果	与避孕药合用可能会增加皮下出血的风险

第三节 抗抑郁药的药学监护要点

一、用药前评估

(一)治疗情况评估

在对患者进行正式治疗之前需对患者的相关状况进行评估：①评估患者自杀、自伤以及伤害或忽视他人的风险(尤其是围生期抑郁障碍)。②询问相关心理社会方面的情况(如人际关系、职业、经济或法律问题、家庭暴力、赌博问题)、病前的人格评价及患者日常应对问题的风格。③询问所服用药物的种类及剂量调整。④了解患者既往是否存在躁狂或轻躁狂发作史、双相情感障碍史或双相情感障碍家族史以及是否存在共焦虑障碍。若患者以抑郁障碍起病，则焦虑情绪可通过服用抗抑郁药得到有效缓解。若焦虑情绪仍长期存在或出现于患抑郁障碍前，则需同时治疗焦虑障碍与抑郁障碍。⑤询问是否饮酒或酗酒情况。⑥对其他身体情况进行评估，并根据不同情况治疗，如合并脑血管疾病、合并甲状腺功能减退症。除此之外，治疗前还需与患者进行用药沟通，包括可能的疗效、可能的不良反应、停药症状的可能性、可能的起效时间(治疗依从性好能预测药物疗效)等。

(二)实验室检查

对患者开展体格检查及实验室检查以辅助进行治疗前评估，包括做甲状腺功能实验室测定，测定水、电解质及酸碱平衡，测定用药前的肝、肾功能状况，检查心电图；必要时完善头颅磁共振、脑电图检查等。

二、用药中评估

(一)疗效评估

在抗抑郁治疗中疗效评估主要注意：①根据临床经验进行粗略评估，简单询问其睡眠、情绪改善及病情恢复情况等；②利用相关评定量表的减分率来进行评估，抗抑郁治疗 2 周后的抑郁症状评定量表减分率 ≥ 20% 可认为其治疗有效，其中蒙哥马利抑郁量表(MADRS)和汉密尔顿抑郁量表(HAMD)是临床中用于评价疗效的重要工具。抑郁障碍药物治疗的疗效评估及基本治疗策略见图 4-1。

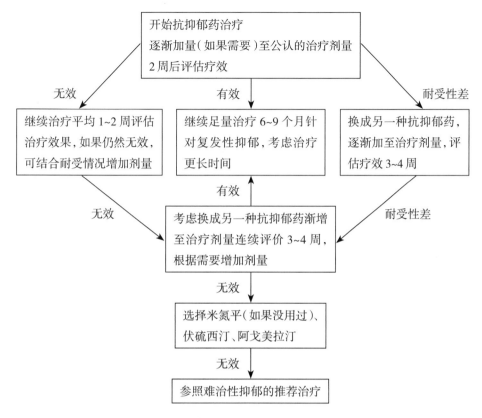

图 4-1　抑郁障碍药物治疗的疗效评估及基本治疗策略

(二)治疗过程监护

药物不良反应是影响患者服药依从性的一个重要原因。抗抑郁药起效需要 2~4 周,虽然从耐受性上相比 SSRI > SNRI > TCA=MAOI,但所有药物的耐受性均有明显的个体差异,这种差异难以根据已知的不良反应来预测。因此需要对药物治疗的患者在开始治疗时进行基础基线监测,监测指标见表 4-3。

表 4-3　抑郁障碍治疗安全性监测基线时的基础观察指标

病史：

躯体疾病史(尤其注意患者有无躯体疾病以及治疗躯体疾病的药物)

酗酒或滥用药物的情况

家族史:了解患者家族中是否有精神障碍、自杀者

孕育及避孕史(包括妇女的分娩年龄)

续表

躯体检查：

体重及身高

血压

实验室检查：

全血细胞计数

尿素、肌酐、24 小时肌酐清除率（如有肾脏疾病病史）

肝功能

空腹血糖

空腹血脂，包括总胆固醇（TC）、极低密度脂蛋白（VLDL）、低密度脂蛋白（LDL）、高密度脂蛋白（HDL）、甘油三酯（TG）

电解质

重要的微量元素含量

心电图

催乳素

甲状腺功能

小便常规（必要时）

尿毒物筛查（必要时）

妊娠试验及泌乳素（必要时）

凝血酶原时间和部分凝血活酶时间（必要时）

其他检查（可协助排除器质性疾病）：

心脏彩超

心电图（24 小时动态心电图）

脑电图

头颅 CT

MRI

除上述普遍推荐的监测指标和频率外，应根据所使用的治疗药物不同，重点关注或增加一些监测指标。

1. 心电图 TCA（不含洛非帕明）与心脏离子通道阻滞和心律失常明确相关。具有严重心律失常风险（如心力衰竭、左心室肥大、以前有心律失常或心肌梗死）的患者应避免使用该类药物；若实在无法避免，则应在用药初始、每次增加剂量 1 周后进行心电图检查，并在整个治疗过程中定期复查心电图。非三环类药物诱发心律失常的风险很低，但安非他酮、艾司西酞普兰、吗氯贝胺和文拉法辛应该慎用或禁用于有严重心律失常风险的患者,否则应该在用药初始、每次增加剂量 1 周后检查心电图。TCA 和其他抗抑郁药致心律失常的可能性与剂量有关,若患者用药接近最大许可剂量,或同时服用其他可能增加三环类用药风险的药物,则应考虑进行心电图监测。

2. 血钠　低钠血症是抗抑郁药可能出现的严重不良反应,通常在开始治疗后的 30 天内出现,且与剂量无关。所有服用抗抑郁药的患者都应该观察是否存在低钠血症的迹象(头晕、恶心、嗜睡、意识模糊、抽筋、癫痫发作),对于存在药物诱导低钠血症的高危人群应该定期监测血钠(基线、第 2 和第 4 周、然后每 3 个月 1 次)。

3. 催乳素　抗抑郁药较少引起催乳素升高,即使抗抑郁药确实导致高催乳素血症,也一般升高幅度小、持续时间短,很少出现临床症状。一般不推荐常规监测催乳素,有症状提示可能发生高催乳素血症时才监测血浆催乳素。

4. 血糖　糖尿病与抑郁障碍存在一定的相关性。研究发现所获得的糖尿病患者的抑郁障碍共病率在 9%~60%,患者被诊断为糖尿病后,其抗抑郁药使用的可能性也随之增加。不同的抗抑郁药对血糖平衡和体重的影响有所不同:SSRI 对 2 型糖尿病患者的糖尿病指标有有利影响,可降低胰岛素用量;TCA 与食欲增加、体重增长及高血糖有关,长期使用可增加罹患糖尿病的风险;不可逆性 MAOI 有引起严重低血糖发作及体重增加的风险;SNRI 不干扰血糖调控,对体重的影响极小。建议所有确诊为抑郁障碍的患者均应筛查糖尿病,对共病糖尿病的患者建议抗抑郁药开始使用、改变剂量及停药时注意监测血糖和糖化血红蛋白。

5. 性功能　抑郁障碍本身及抗抑郁药均可导致性欲、性兴奋及性高潮障碍,虽然不同的抗抑郁药引起性功能障碍的发生率差别很大,但是普遍认为性功能障碍是所有抗抑郁药的不良反应。抗抑郁药对性功能的影响具有剂量依赖性,个体易感性也有很大差异。如果可能的话,需要确定性功能的基线水平(调查问卷),通过谨慎选择抗抑郁药,将性功能方面的不良反应降至最低。

6. 出血风险　SSRI 会增加消化道出血、脑出血及围手术期出血的风险,同时服用阿司匹林、非甾体抗炎药、口服抗凝剂或既往有颅内出血或消化出血史的患者,出血的风险进一步增加,应尽量避免使用 SSRI。如无法避免使用 SSRI,一定要密切监控凝血的相关指标,必要时合用质子泵抑制剂。

三、不良反应监护及处理

和其他药物一样，抗抑郁药也存在不同的不良反应，在临床实践中应给予注意并及时处理，以利于患者的安全和服药依从性，从而促进患者康复。抗抑郁药的不良反应按照发生的可能性由大至小归为常见的不良反应、撤药反应、自杀风险以及罕见的但可能危及生命的 5-HT 风险综合征。

（一）常见不良反应及处理

SSRI 最常见的不良反应是胃肠道反应（恶心、呕吐和腹泻）、激越 / 坐立不安（加重坐立不安、激越和睡眠障碍）、性功能障碍（勃起或射精困难、性欲丧失和性冷淡）和神经系统不良反应（偏头痛和紧张性头痛），还会增加跌倒的风险，某些患者长期服用 SSRI 可能会导致体重增加；其中，因舍曲林存在 DA 激动作用，伴有精神病性症状的抑郁障碍应慎用。SNRI 的常见不良反应与 SSRI 类似，包括恶心、呕吐、性功能障碍和激活症状，但 SNRI 存在一些与去甲肾上腺素活动相关的不良反应，服药过程中要注意有无血压升高、心率加快、口干、多汗和便秘等表现。米氮平的治疗中断率和 SSRI 相当，其常见不良反应包括口干、镇静和体重增加，因此较适合伴有失眠和体重下降的患者，但有可能升高某些患者的血脂水平。安非他酮由于没有直接的 5-HT 能系统作用，因此很少发生性功能障碍，神经系统不良反应有头痛、震颤和惊厥，应避免使用过高的剂量以防止诱发癫痫发作，一般不用于伴有精神病性症状的抑郁障碍患者，其他常见的不良反应还有激越、失眠、胃肠不适。阿戈美拉汀的常见不良反应有头晕、视物模糊、感觉异常，整体耐受性与 SSRI、SNRI 相当，因为有潜在的肝损害风险，因此开始治疗和增加剂量时需要常规监测肝功能。曲唑酮最常见的不良反应是镇静，比其他新型抗抑郁药更明显，心血管系统不良反应和性功能障碍也较常见。TCA 最常见的不良反应涉及抗胆碱能（口干、便秘、视物模糊和排尿困难）、心血管系统（直立性低血压、缓慢型心律失常和心动过速）、抗组胺能（镇静、体重增加）和神经系统（肌阵挛、癫痫和谵妄），对于患有较严重的心血管疾病、闭角型青光眼、前列腺肥大、认知损害、癫痫和谵妄的患者不应使用 TCA。抗抑郁药的常见不良反应及处理措施见表 4-4。

表 4-4　抗抑郁药的常见不良反应及处理措施

常见不良反应	相关药物	处理措施
心血管系统		
心律失常	TCA	心功能不稳定或心肌缺血者慎用；会与抗心律失常药产生相互作用
高血压	SNRI，安非他酮	监测血压；尽量使用最小有效剂量；加用抗高血压药
高血压危象	MAOI	紧急治疗；如果高血压严重，需静脉内使用抗高血压药（如拉贝洛尔、硝普钠）
直立性低血压	TCA，曲唑酮，奈法唑酮，MAOI	加用氟氢可的松；增加食盐的摄入
消化系统		
便秘	TCA	保证摄入充足的水分；给予泻药
口干	TCA，SNRI，安非他酮	建议使用无糖口香糖或果糖
胃肠道出血	SSRI	确定合并用药是否会影响凝血
肝毒性	奈法唑酮，阿戈美拉汀	提供有关的教育和监测肝功能
恶心、呕吐	SSRI，SNRI，安非他酮	饭后或分次给药
泌尿生殖系统		
排尿困难	TCA	加用氯贝胆碱
性唤起、勃起功能障碍	TCA，SSRI，SNRI	加用西地那非、他达拉非、丁螺环酮或安非他酮
性高潮障碍	TCA，SSRI，文拉法辛，MAOI	加用西地那非、他达拉非、丁螺环酮或安非他酮
阴茎异常勃起	曲唑酮	泌尿科紧急治疗
精神神经系统		
谵妄	TCA	评估其他可能导致谵妄的病因
头痛	SSRI，SNRI，安非他酮	评估其他病因（如咖啡因中毒、磨牙、偏头痛、紧张性头痛）
肌阵挛	TCA，MAOI	加用氯硝西泮

续表

常见不良反应	相关药物	处理措施
癫痫	安非他酮,TCA,阿莫沙平	评估其他病因,加用抗惊厥药
激越	SSRI,SNRI,安非他酮	早晨服用
静坐不能	SSRI,SNRI	加用β受体拮抗剂或苯二氮䓬类药物
失眠	SSRI,SNRI,安非他酮	早晨服用;加用镇静催眠药;增加褪黑素;提供睡眠卫生教育或认知行为治疗(CBT)
镇静	TCA,曲唑酮,奈法唑酮,米氮平	睡前给药;加用莫达非尼或哌甲酯
其他		
胆固醇增加	米氮平	加用他汀类药物
体重增加	SSRI,米氮平,TCA,MAOI	鼓励运动;咨询营养师;更改抗抑郁药,可考虑使用仲胺基(如TCA)或其他较少引起体重问题的药物(如安非他酮)
视物模糊	TCA	加用毛果芸香碱滴眼液
磨牙症	SSRI	若有临床指征,需牙科医师会诊
多汗	TCA,SSRI,SNRI	加用α_1肾上腺素受体拮抗药(特拉唑嗪)、中枢α_2肾上腺素受体激动剂(可乐定)或抗胆碱药(苯甲托品)
跌倒风险	TCA,SSRI	监测血压;评估镇静作用、视物模糊或精神错乱;改善环境
骨质疏松	SSRI	进行骨密度监测,并添加特殊的治疗,以减少骨质流失(如钙和维生素D、双膦酸盐、选择性雌激素受体拮抗剂)

注:引自于《中国抑郁障碍防治指南》(第2版),2015年。

(二)撤药综合征

抗抑郁药的撤药综合征通常出现在大约 20% 的患者中,在服用一段时间的抗抑郁药后停药或减药时发生,几乎所有种类的抗抑郁药都有可能发生撤药综合征。撤药综合征的发生与使用药物时间较长、药物半衰期较短有关。通常表现为流感样症状、精神症状及神经系统症状等,撤药综合征的症状有时可能被误诊为病情复燃或复发。证据表明,在 SSRI 中,氟西汀的撤药反应最少(主要代谢产物去甲氟西汀的半衰期较长),帕罗西汀的急性撤药反应最常见,高于舍曲林、西酞普兰或艾司西酞普兰。在 SNRI 中,文拉法辛(去甲文拉法辛)的撤药反应比度洛西汀更为常见。现有的抗抑郁药中,仅有伏硫西汀的撤药反应基本没有。

当患者出现撤药综合征时,应该使用原治疗药物使撤药反应消失,之后采用更慢的减药方法;或换用氟西汀治疗 1~2 周,之后再逐渐停用氟西汀。

(三)自杀风险

2004 年美国 FDA 要求抗抑郁药厂商在药物说明书中就儿童和青少年服用抗抑郁药可能引发的自杀问题予以黑框警示。此后,有多篇关于抗抑郁药引起自杀问题的相关文献发表。但目前尚无法明确证实在年轻人或老年人中使用抗抑郁药与自杀的发生有关。在儿童和青少年中使用新型抗抑郁药和自杀的关系也尚不明确。但是,在用药的最初 2~4 周需要评估自杀风险,此时药物不良反应与症状的叠加作用可能导致自杀风险增高,对自杀的评估应该贯穿于整个治疗过程中。

(四)5-HT 综合征

5-HT 综合征又称血清素综合征,是神经系统 5-HT 功能亢进引起的一组症状和体征,是可能危及生命的严重药物不良反应,其临床表现有恶心、呕吐、腹痛、颜面潮红、多汗、心动过速、激越、震颤、腱反射亢进、肌张力增高等,病情进展可出现高热、呼吸困难、抽搐、酸中毒性横纹肌溶解,继发球蛋白尿、肾衰竭、休克和死亡。早期识别 5-HT 综合征十分重要,在临床实践中若接受治疗的患者出现不明原因的发热、呕吐、心动过速等症状时要高度重视是否发生 5-HT 综合征。处理措施包括首先应去除可能诱发 5-HT 综合征的药物、支持治疗、使用苯二氮䓬类药物如地西泮控制躁动。轻度患者采用以上措施可得到控制;中等程度的患者除上述措施外,可使用 $5-HT_2$ 受体拮抗剂如赛庚啶,积极控制自主神经失调以及控制高热;重度患者应给予经口气管插管、神经肌肉麻痹和化学镇静措施。许多 5-HT 综合征病例通常在治疗后和暂停

5-HT 能药物 24 小时内消退，但如果患者所接受药物的清除半衰期长如氟西汀、代谢产物有活性或作用时间延长，则症状可能一直持续。接受保守治疗的患者如果病情发生突然恶化，应立即给予积极的处理措施。

四、特殊人群的药物治疗

（一）儿童及青少年抑郁障碍的治疗建议

由于儿童及青少年抑郁障碍治疗措施相关的疗效与安全性依据相对较少，选择治疗方法也较为困难，而且有研究显示抗抑郁药可能增加少年儿童自杀的行为，因此针对儿童及青少年患者的治疗与一般常规治疗原则并不完全一致。目前在临床实践中应坚持抗抑郁药与心理治疗并重的原则。轻度抑郁障碍患者如果 6~12 周的心理治疗后抑郁症状无明显改善，通常提示需合并抗抑郁药治疗。目前 SSRI 可作为儿童及青少年抑郁障碍的首选治疗药物。氟西汀是 FDA 最早批准用于治疗儿童及青少年抑郁障碍的 SSRI，适用于 7 岁以上的儿童，其疗效和安全性证据较为确切。此外，艾司西酞普兰、舍曲林、氟伏沙明和西酞普兰也是国外儿童及青少年抑郁障碍的一线用药，疗效和安全性方面有循证医学证据支持。其他抗抑郁药因缺乏对儿童及青少年抑郁障碍疗效和安全性的充分证据，在临床实践中应谨慎使用。用药时应从小剂量开始，缓慢加至有效剂量。由于儿童及青少年的个体差异很大，用药必须因人而异，尽可能减少不良反应的发生。抗抑郁药与 18 岁以下儿童及青少年的自杀相关行为（自杀未遂和自杀观念）和敌意（攻击性、对抗行为、易怒）可能有关，使用时应密切监测患者的自杀及冲动征兆。对于病情危重，可能危及生命（如自杀倾向或木僵、拒食等），采用其他治疗无效的青少年患者（12 岁以上）可采用 MECT 治疗。

（二）老年抑郁障碍的治疗建议

老年抑郁障碍患者因其肝肾功能下降、伴随躯体疾病等原因而使得治疗变得复杂，同时由于常伴有躯体疾病而服用其他药物，老年人使用抗抑郁药时，各种药物之间的相互作用问题也应予以重视。除遵循抑郁障碍的一般治疗原则外，还需注意老年人的病理生理改变以及社会地位改变的影响，定期监测患者的躯体功能状况。

治疗老年抑郁障碍首选 SSRI，如舍曲林、西酞普兰、艾司西酞普兰等，除抗抑郁疗效肯定、不良反应少外，其最大的优点在于其抗胆碱能及心血管系统不良反应轻微，老年患者易耐受，可长期维持治疗。SNRI 也可用于老年抑郁障碍治疗,代表药物为度洛西汀、文拉法辛,其不足之处在于高剂量时可引起血压升高,在使用时需逐渐增加剂量,并注意监测血压改变。另外,米氮平能显著改善睡眠质量,适用于伴有失眠、焦虑症状的老年抑郁障碍患者。应慎用三环类抗抑郁药,此类药物有明显的抗胆碱能作用及对心脏的毒性作用,且与其他药物的相互作用较多,不良反应较为严重。

目前对于老年人联合用药的相关证据尚不充分,可结合个体情况慎重选用,对难治性的老年抑郁障碍患者优先考虑小剂量联合应用第二代抗精神病药,如利培酮、喹硫平、阿立哌唑、氨磺必利等治疗,但应同时监测肝、肾功能以及血糖、血脂等指标,同时注意药物相互作用。老年患者的起始剂量一般低于相对年轻的成人患者,缓慢加量,密切观察对药物的耐受程度。

(三)孕产期抑郁障碍的治疗建议

孕产期抑郁障碍是指女性在妊娠期或产后4周内出现抑郁情绪,严重患者可出现精神病性症状。根据其发生时间不同,可分为妊娠期抑郁障碍和产后抑郁障碍。

1. 妊娠期抑郁障碍　妊娠期抑郁障碍多在妊娠期的前3个月与后3个月发生,妊娠期高达50%的女性出现抑郁症状。处理妊娠期抑郁时,权衡治疗和不治疗对母亲和胎儿的风险很重要,应向患者及家属讲清楚抗抑郁治疗与不治疗的风险与获益。治疗应根据抑郁的严重程度、复发的风险、尊重孕妇和家属的意愿来进行调整。目前抗抑郁药在妊娠期使用的风险与安全性尚无最后定论。通常来讲,症状较轻的患者给予健康教育、支持性心理治疗即可;重度或有严重自杀倾向的患者可以考虑抗抑郁药治疗,当前孕妇使用最多的抗抑郁药是SSRI,应尽可能单一药物并考患者的既往治疗情况。在妊娠期前3个月不宜使用抗抑郁药,除非明显利大于弊才谨慎使用。产前要适量减少用药或停药以避免产时胎儿呼吸、神经肌肉异常反应的风险。妊娠期用药还应参考循证医学证据及妊娠期抗抑郁药使用分级,尽量选择对胎儿影响小的药物。关于妊娠期使用抗抑郁药后产生的不良事件主要涉及胎儿发育、新生儿发育和长期发育3个问题。除帕罗西汀外,妊娠期使用SSRI类抗抑郁药并未增加患儿心脏疾病和死亡的风险,但可能增加早产和低体重的风险。队列研究显示,妊娠晚期使用抗抑郁药可能与产后出血有关。

2. 产后抑郁障碍　产后抑郁障碍是分娩后最常见的精神障碍,通常在产后4周内抑郁发作起病,其症状、病程和结局与其他抑郁障碍相似。产后抑郁障碍的治疗原则仍遵循抑郁障碍治疗的一般原则。但必须考虑到患者产后的代谢改变、乳汁对胎儿的影响、治疗对患者自我认知以及能力的改变等一系列因素。轻度患者可采用心理治疗。如症状持续加重，应考虑采用药物治疗或心理治疗合并药物治疗，其中 SSRI 类抗抑郁药常作为治疗首选。除氟西汀外，抗抑郁药在乳汁中的浓度较低。此外还有研究显示哺乳可以减少产后抑郁发生的风险，对产妇和婴儿都有积极作用。

第四节　案　　例

案例分析

案例：患者，女，23 岁，情绪低落、兴趣减退、睡眠差、易激惹、易哭、存被害感 7 个月余。外院服用药物氟哌噻吨美利曲辛 5.25mg b.i.d、氟西汀 20mg q.d.、米氮平 7.5mg q.n.、文拉法辛 75mg q.d.、阿立哌唑 2.5mg b.i.d.。近期因工作自觉压力过大，无法继续工作后又入院进行治疗。入院后治疗方案调整为氟西汀 40mg q.d.、文拉法辛 75mg b.i.d.、奥氮平 10mg q.n.。调整用药后 7 天检测精神科药物浓度提示：氟西汀 276.97ng/ml ↑（80~200ng/ml）、文拉法辛 540.60ng/ml、去甲文拉法辛 99.30ng/ml（参考范围：文拉法辛与去甲文拉法辛浓度之和为 100~400ng/ml）、米氮平 29.74ng/ml ↓（参考范围：30~80ng/ml）、阿立哌唑 94.59ng/ml ↓（参考范围：150~500ng/ml）、奥氮平 5.6ng/ml ↓（参考范围：20~80ng/ml）；与此同时调整方案后第 6 天患者出现疑似药物相关不良反应，其心电图示各导联见提前宽大畸形 QRS 波群＞0.12 秒，其前无相关 P 波，QRS 主波方向与 T 波相反，代偿间隙完全。提示：室性期前收缩。

分析：①阿立哌唑的半衰期为 75 小时，达稳态需 14 天；米氮平的平均半衰期为 20~40 小时，偶最长达 65 个小时，故两种药停药 7 天后体内仍有残留；奥氮平的半衰期为 31 小时，达稳态需 7 天，可能调整剂量期间暂时未达稳态，因此奥氮平的血药浓度偏低。②文拉法辛在体内生成活性代谢物去甲文拉法辛，服用文拉法辛时同时测定原药及代谢物的浓度，因此两者浓度之和作为其治疗药物监测指标。患者的两者浓度之和为 639.90ng/ml，高于治疗范围。③氟西汀与文拉法辛体内均通过 CYP2D6 进行代谢，氟西汀为 CYP2D6 抑制剂，抑制文拉法辛代谢造成文拉法辛在体内蓄积，血药浓度升高。结合临床相关不良反应，不排除是两者药物相互作用引起的。

④建议停用文拉法辛，并将氟西汀的剂量降为 30mg q.d.，继续治疗。3 天后复查血药浓度和心电图，再做调整。

转归：1 周后复查血药浓度提示文拉法辛 283.40ng/ml、去甲文拉法辛 63.45ng/ml、氟西汀 214ng/ml，文拉法辛及其代谢物浓度之和已恢复到正常范围；氟西汀血药浓度稍偏高，考虑主要由于其半衰期较长（24~48 小时），血药浓度下降较缓慢，因此建议隔期继续监测血药浓度。患者的精神情绪经治疗有所好转，心电图复查提示正常，出院带药，定期复诊。

（刘　芳　许秀峰　姚　勤　王　茜　刘纪洲）

第五章 焦虑障碍药物治疗的药学监护

第一节 焦 虑 障 碍

一、概 述

焦虑是一种常见的情绪，人们在不同的场合会体验不同程度的焦虑并会力图预防引起焦虑的不利情况，积极去做减轻焦虑的活动，这是一种保护性反应。当焦虑的严重程度与客观的事件或处境不相称或持续时间过长时则为病理性焦虑，临床上称为焦虑症状。

焦虑症状表现为精神症状和躯体症状。精神症状是指一种提心吊胆、恐惧和忧虑的内心体验伴有紧张不安；躯体症状是在精神症状的基础上伴发自主神经系统功能亢进的症状，如心悸、气短、胸闷、口干、出汗、肌紧张性震颤、颤抖或颜面潮红、苍白等。

焦虑障碍又称焦虑障碍或焦虑性疾病，是指在没有脑器质性疾病或其他精神障碍的情况下，以精神和躯体的焦虑症状或以防止焦虑的行为形式为主要特点的一组精神障碍。各分类系统对于焦虑障碍概念的分类不尽相同。在《中国精神障碍分类与诊断标准》（第3版）中，焦虑障碍包括惊恐障碍和广泛性焦虑障碍。

二、病因与发病机制

焦虑障碍的发病机制目前仍无定论，可能与脑内生理结构异常（如杏仁核、海马、下丘脑及额叶皮质病变）或神经递质系统神经传递异常、神经营养因子功能异常及某些人格特质等相关。基于焦虑障碍的核心症状（焦虑/恐惧），焦虑障碍的发病机制研究主要集中在以杏仁核为中心的环路及其相关联的神经递质，如 5-HT、GABA、促肾上腺皮质激素释放因子、去甲肾上腺素等，以及焦虑障碍关联基因，如 5-HT$_{1A}$ 受体基因、5-HTT 基因等。

焦虑障碍有家族聚集性,即存在某种程度的遗传性。双生子研究显示,家族风险主要是由遗传引起的,不同焦虑障碍的遗传度为30%~40%。除此之外,个体环境及社会人口学因素与焦虑障碍的发病密切相关。例如,女性焦虑障碍的患病率较高;年龄可能也是焦虑障碍的危险因素,大多数焦虑障碍都发病于儿童或青春期;已婚者焦虑障碍的患病率低于丧偶、离异、单身者,这也可能是由于焦虑障碍患者很难开始和/或维持与他人的亲密关系,关系破裂似乎是焦虑障碍的危险因素;失业、家庭主妇或操持家务的丈夫和无业者焦虑障碍的患病率高;教育程度低和低收入者焦虑障碍的患病率高;儿童时期表现出行为抑制会增加以后焦虑障碍的发病风险,研究还显示行为抑制是非特异性的危险因素,它与所有的焦虑障碍都相关;负性生活事件如早年遭遇强暴、虐待,遭受创伤性事件等与焦虑障碍相关;社交焦虑障碍可能与童年时期父母的拒绝或过度保护有关。

总之,目前研究发现与焦虑障碍相关的5个主要危险因素为:①焦虑障碍家族史;②儿童期或青春期焦虑障碍病史,严重害羞、早年的不良教育方式;③应激性生活事件或创伤事件,包括受虐;④女性、未婚、离异、丧偶、教育程度低、失业、低收入;⑤合并精神障碍,尤其是抑郁障碍。

三、临　床　表　现

惊恐障碍的主要症状特点是反复出现的、突然发作的、不可抗拒的害怕、恐惧、忧虑和一种厄运将至的感觉,每次发作通常持续5~20分钟,伴濒死感或失控感,患者常体会到濒临灾难性结局的害怕和恐惧。发作时伴有很特异、很强烈的心脏和神经系统症状,并且在持续1个月内患者对再次发作有持续性焦虑和关注,害怕发作产生不幸后果,并因此出现与发作相关的显著行为改变,如回避工作或学习场所等。部分患者置身于某些地方或处境时可能会诱发惊恐发作,这些处境或地方具有这样的特征,即一旦患者惊恐发作,不易逃生或找不到帮助,如独自离家、排队、过桥或乘坐交通工具等,称为场所恐惧障碍。

广泛性焦虑障碍是一种对日常生活事件或想法持续担忧和焦虑的综合征,患者往往能够认识到这些担忧是过度和不恰当的,但不能控制。它是一种慢性疾病,是最常见的一种焦虑障碍。广泛性焦虑障碍患者焦虑和担忧的严重程度、持续时间和发生频率都超过恐惧事件的影响。患者除存在难以控制的、过度的、不切实际的担心以及自主神经症状、肌肉紧张及运动性不安外,常伴有疲劳、易激惹和睡眠障碍等症状。广泛性焦虑障碍合并其他情感障碍或焦虑障碍时称为共病现象,常见的共病有抑郁障碍、惊恐障碍、强迫障碍等,共病给广泛性焦虑障碍的诊断和治疗造成困难。

四、药物治疗原则

焦虑障碍呈慢性病程,其复发率高,患者的社会功能明显缺损,是严重影响生活质量的疾病。提高临床治愈率、使临床症状完全消失和恢复患者的社会功能是焦虑障碍的治疗目标。无论是药物治疗还是心理治疗,只要有充分的监控和足够的疗程就能改善患者的转归。

明确诊断,尽早治疗,应根据焦虑障碍的不同亚型和临床特点选择用药,开展个体化治疗。选择药物时应充分考虑是否合并抑郁或躯体疾病,抑郁症状或躯体疾病的症状改善也是焦虑障碍改善的重要指标;考虑患者可能的药物相互作用、药物耐受性、有无并发症及相关不良反应等情况。对于妊娠期和哺乳期的用药治疗应特殊关注,如果妊娠期或哺乳期接受药物治疗,必须权衡胎儿和婴儿暴露于药物的潜在风险与母亲不用药的内在风险。

一般不主张联用2种以上的抗焦虑药,尽可能单一品种用药,足剂量和足疗程。单一药物治疗无效时可联用2种作用机制不同的抗焦虑药,必要时可以合用增效剂提高疗效。药物治疗应该从小剂量开始,在治疗1周时评价患者的耐受性、依从性和治疗进展,4~6周后可采用推荐剂量。通常希望用几周的时间就能达到治疗剂量水平,以增加患者治疗的依从性。此后的4~8周,患者的症状将明显减轻,同时可采用临床疗效总评量表(clinical global impression,CGI)在每次随访时评价疗效。急性期治疗12周,如果有效则需巩固治疗,为预防焦虑障碍复发,一般推荐焦虑障碍的药物维持治疗至少1~2年,极少数患者根据病情可能需要终身治疗。

五、治 疗 方 案

(一)惊恐障碍的治疗

惊恐障碍的治疗包括心理治疗和药物治疗,一些研究结果提示药物治疗合并心理治疗的疗效优于单一药物治疗或心理治疗。惊恐障碍是一种慢性疾病,治疗包括急性期治疗和维持期治疗。急性期治疗药物应当足量、足疗程,控制患者的精神症状。长期维持治疗应当采用最小有效剂量,以减少复发和恢复社会与职业功能。药物疗效取决于药物的药理作用、患者的个体差异以及患者对药物治疗的态度。惊恐障碍的药物治疗见表 5-1。惊恐障碍的规范化治疗程序见图 5-1。

表 5-1　惊恐障碍的药物治疗

SSRI 及 SNRI

为惊恐障碍的一线用药，单独使用或在需要时合并苯二氮䓬类。对共病强迫障碍、广泛性焦虑、抑郁和社交恐惧时也是首选药。由低剂量开始并逐渐增量；在低到中剂量即可有效（目前 FDA 正式批准的药物为舍曲林、帕罗西汀、文拉法辛缓释剂；其他包括氟伏沙明、氟西汀、西酞普兰、艾司西酞普兰未获批此适应证，但疗效相似）

TCA

疗效确定，但不良反应较多，若 SSRI 失败或不能耐受时作为二线用药

常用药物：丙米嗪、氯米帕明、地昔帕明、去甲替林

单胺氧化酶抑制剂

对其他抗抑郁药反应或耐受性差时可使用；用于共病非典型的抑郁或社交恐惧

常用药物：苯乙肼、反苯环丙胺

高效苯二氮䓬类

使用指征：抗抑郁药的疗效差或耐受性差；显著的期待性焦虑或恐惧性回避；治疗起始阶段使用直至抗抑郁药开始起效

氯硝西泮：作用时间较长，服药频率较少，较少停药，为首选

阿普唑仑：研究充分，但作用时间短

阿普唑仑缓释剂：每日 1 次服药

其他药物

作为增效剂用于疾病较为顽固或对以上药物不耐受的患者，目前为止没有很好的循证医学证据

常用药物：吲哚洛尔、丙戊酸钠、环己六醇、非典型抗精神病药

非苯二氮䓬类药物通常起效较慢，但是处于惊恐发作期的患者由于对疗效的迫切需要，常在发作期或治疗初期需要合并使用苯二氮䓬类药物。苯二氮䓬类药物通常仅被推荐用于短期治疗，使用一般不应超过 4 周，并及早减药，直至停药。丁螺环酮、曲唑酮对惊恐障碍没有明显的疗效，因此不推荐用于惊恐障碍的治疗。

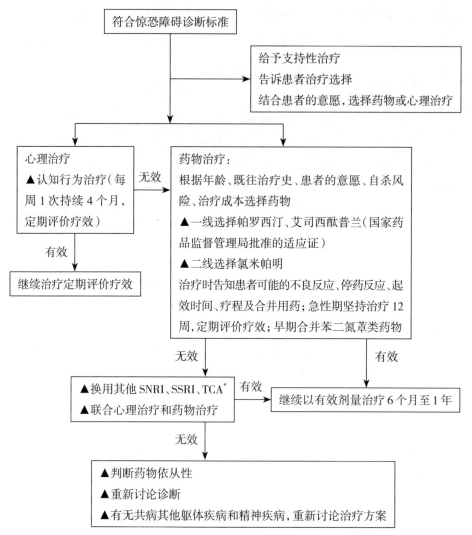

注：* 如果需要减药，应逐渐减药，以防停药过快出现停药反应；减药时间至少需要2~3个月。

图5-1　惊恐障碍的规范化治疗程序

（二）广泛性焦虑障碍的治疗

根据生物 - 心理 - 社会医学模式，心理应激因素在本病的发生与发展过程中起重要作用，药物治疗和心理治疗对广泛性焦虑障碍均有效。初发患者可以根据病情程度及伴随症状情况确定治疗方法，也可在急性发病期兼用药物治疗和心理治疗2种方法，症状缓解后采用1种治疗方式维持治疗；反复发作或者慢性病程持久者常常需要两者联合治疗。对于轻、中度焦虑障碍患者，存在明显的心理社会因素、药物治疗依从性差或躯体状况不适宜药物治疗时如妊娠，可优先考虑心理治疗。无明确的诱因且病程持久、焦虑障碍程度较重，或伴有失眠、药物滥用、合并其他精神障碍或躯体疾病等情况时，优先考虑药物治疗以获得更为确切可靠的疗效。综合药物治疗和心理治疗，有助于全面改善患者的预后。广泛性焦虑障碍是一种慢性化和易复发性疾病，应当采取长期治疗的原则，急性期治疗缓解或消除焦虑症状及伴随症状，长期治疗恢复患者的社会功能和预防复发。广泛性焦虑障碍的药物治疗见表 5-2。广泛性焦虑障碍的规范化治疗程序见图 5-2。

表 5-2　广泛性焦虑障碍的药物治疗

SNRI

一线治疗：文拉法辛缓释剂和度洛西汀被 FDA 批准用于广泛性焦虑障碍治疗，其疗效在大型对照试验中得到证实，每日 1 次用药；文拉法辛的推荐起始剂量为 75m/d，这个剂量可能对一些患者已经足够；度洛西汀的推荐剂量为 60mg/d

SSRI

一线治疗：帕罗西汀被 FDA 批准，总体上耐受性良好，每日 1 次用药；推荐起始剂量为 20mg/d，这个剂量可能对许多患者已经足够；其他 SSRI 也有效

苯二氮䓬类

该类药物对广泛性焦虑障碍的疗效众所周知并被广泛使用；似乎都有相似的效果；部分患者有依赖和撤药反应问题；可能对广泛性焦虑障碍的躯体症状比认知症状更为有效

丁螺环酮

耐受性好；与苯二氮䓬类相比，起效时间较长；最近曾使用苯二氮䓬类治疗者可能疗效和依从性较差

TCA

很少有试验证明其疗效；比苯二氮䓬类、丁螺环酮和新型抗抑郁药有更多的副作用；与苯二氮䓬类相比起效延迟；可能对焦虑的认知比对躯体症状更有效

其他药物

曲唑酮：治疗本病有效，剂量为 150~300mg/d，副作用较苯二氮䓬类和丁螺环酮多

普萘洛尔：在有明显心悸和颤抖的患者中加用可能有效

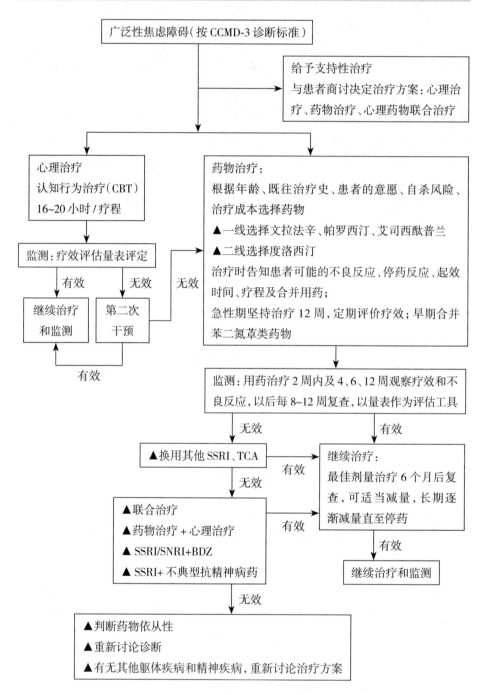

注：* 如果需要减药，逐渐减药，以防停药过快出现停药反应；减药时间至少需要 2~3 个月。

图 5-2　广泛性焦虑障碍的规范化治疗程序

药物宜从小剂量开始，根据疗效、不良反应和耐受情况，增至足量（有效药物上限）和足够长的疗程（至少 4~12 周）。一般情况下，抗抑郁药治疗广泛性焦虑障碍 4~12 周有效。完成急性期治疗后，应当在原剂量的基础上继续治疗 6 个月。苯二氮䓬类药物起效较抗抑郁药快，早期应用有助于帮助患者改善睡眠和减少使用抗抑郁药早期出现的不耐受现象。但是不建议使用苯二氮䓬类药物超过 4 周。如服用 4~12 周后效果仍不明显，可考虑换药，换用同类另一种药物或作用机制不同的另一类药物。应充分注意药物相互作用带来的影响。焦虑严重时或当换药治疗无效时，可考虑 2 种不同作用机制的药物联合使用。

第二节　抗焦虑药的药学特点

临床上根据药物受体的不同分为抗焦虑药和有抗焦虑作用的药物，目前使用最多的抗焦虑药有苯二氮䓬类和 5-HT$_{1A}$ 受体部分激动剂，而有抗焦虑作用的药物包括化学结构不同的抗抑郁药等。由于抗抑郁药具有抗抑郁和抗焦虑的双重作用，因此其被广泛用于焦虑谱系障碍的治疗，但因为每种焦虑障碍亚型的临床特点各不相同，所以在具体选择用药时的有效性也不尽相同。具有抗焦虑作用的抗抑郁药包括选择性 5-HT 再摄取抑制剂（selective serotonin reuptake inhibitor，SSRI）、5-HT 和 NE 再摄取抑制剂（serotonin and noradrenergic reuptake inhibitor，SNRI）、去甲肾上腺素及特异性 5- 羟色胺能抗抑郁药（noradrenergic and specific serotonergic antidepressant，NaSSA）、三环类抗抑郁药（tricyclic antidepressant，TCA）、单胺氧化酶抑制剂（monoamine oxidase inhibitor，MAOI）和可逆性单胺氧化酶 A 抑制剂（reversible inhibitor of monoamine oxidase A，RIMA），在治疗不同类型的焦虑障碍时，它们具有不同程度的疗效。临床上常用 SSRI、SNRI 和 NaSSA 这 3 类药物，相比 TCA 和 MAOI，它们的安全性和耐受性更好。SSRI 和 SNRI 所拥有的循证证据多于 NaSSA。苯二氮䓬类药物可作为较早期的辅助用药，尤其是对于急性焦虑或激惹的患者而言，可用来进行急性干预。由于依赖性、镇静作用和认知损害，苯二氮䓬类药物仅限于短期应用，但如果在严密的监控下，其使用是安全有效的。

一、苯二氮䓬类药物

(一)药理作用机制

苯二氮䓬类药物因其具有抗焦虑作用强、起效快、疗效好、副作用小、安全可靠等特点而被临床广泛应用。苯二氮䓬类药物的作用主要与抑制性神经递质 γ-氨基丁酸(GABA)密切相关。γ-氨基丁酸(GABA)是一种神经递质,与焦虑的神经生物学有关。GABA 由其氨基酸前体谷氨酸所合成,它的主要功能是作为其他神经递质系统的抑制性调节剂,这些递质系统包括去甲肾上腺素、5-羟色胺和多巴胺。已明确得出 GABA 受体有 3 个亚型:$GABA_A$、$GABA_B$ 和 $GABA_C$,$GABA_A$ 受体与焦虑相关的作用有关。苯二氮䓬类药物并不是直接兴奋 $GABA_A$,而是通过增强内源性 GABA 的作用而起效。苯二氮䓬类药物和 GABA 均能增加彼此与受体部位结合的倾向,使细胞膜上的氯离子通道打开,使大量氯离子内流,氯离子进入细胞膜内引起膜超极化,从而降低细胞的兴奋性。

(二)药动学特点

在苯二氮䓬类药物中,没有一种药物显示在治疗焦虑方面有明显的疗效,但某些药物比其他药物的应用要广泛。苯二氮䓬类药物作用的显著性差异是因为药动学特点造成的(表 5-3),这些差异通常即为选择药物时主要考虑的因素。

表 5-3 苯二氮䓬类药物的药动学比较

药物	常用剂量/(mg/d)	最高剂量/(mg/d)	口服达峰时间/小时	半衰期/小时	表观分布容积/(L/kg)	代谢与排泄途径
阿普唑仑	1~4	10	1~2	12~15	0.9~1.2	经肝脏 CYP3A4 氧化,代谢产物为 α-羟基阿普唑仑
劳拉西泮	1~4	6	2	10~20	1.1~1.5	与葡糖醛酸结合形成葡糖醛酸盐,代谢产物无明显的活性,从尿液中排出
艾司唑仑	1~2	6	2	10~24	—	经肝脏代谢,经肾排泄,排泄较慢

药物	常用剂量/（mg/d）	最高剂量/（mg/d）	口服达峰时间/小时	半衰期/小时	表观分布容积/(L/kg)	代谢与排泄途径
地西泮	5~40	40	0.5~2	20~50	0.8~1.4	经肝脏P450酶氧化代谢为具有活性的代谢产物去甲地西泮（DMDZ），去甲地西泮的半衰期至少为100小时
氯硝西泮	1~4	20	1~2	26~49	1.5~4.4	在肝脏经过不同的途径代谢，包括氧化、羟基化、还原和乙酰化作用，生成无活性的代谢产物
三唑仑	0.125~0.5	0.5	1~2	1.5~5.5	0.7~1.5	经肝脏CYP3A4氧化，代谢产物经肾排泄
氯氮䓬	10~30	40	0.5~2	5~30	3.2	经肝脏氧化代谢，转化为具有相似药理活性的去甲氯氮䓬和去甲地西泮，代谢产物经肾排泄

　　苯二氮䓬类药物在口服2~3小时后被吸收，在体内广泛分布，主要累积在富含脂肪的组织如中枢神经系统和脂肪中。因为药物的脂溶性不同，导致吸收率和起效速度以及临床疗效持续时间的差异。地西泮和氯硝西泮的脂溶性最高，起效最快，适用于需要快速抗焦虑作用时，但两者均可引起某些患者产生令人不快的"如同使用了毒品"样的感觉或是"愉悦"感。高脂溶性的苯二氮䓬类药物在脑外也可更快地重新分布，导致实际作用时间减少，例如即使地西泮的半衰期很长，它的临床作用却比劳拉西泮持续的时间短，而实际上

劳拉西泮的半衰期相对较短。

地西泮经肝脏氧化代谢为具有活性的代谢产物去甲地西泮，去甲地西泮的半衰期至少为 100 小时。地西泮去甲基后生成去甲地西泮，这个过程是由数种细胞 P450 同工酶介导的。因为去甲地西泮这种活性代谢产物的半衰期过长，长期使用代谢产物为去甲地西泮的苯二氮䓬类药物可引起药物蓄积并使作用时间延长。

阿普唑仑和劳拉西泮的半衰期中等，约为 15 小时，劳拉西泮通常需要每日 3~4 次服药以维持其临床疗效。劳拉西泮在体内无活性代谢产物，即使长期使用也不会发生蓄积现象。在肝脏疾病患者和老年人使用此类药物要比长效制剂更为适用。

地西泮、劳拉西泮、氯氮䓬也可静脉注射或肌内注射。静脉注射可用于治疗严重的激越或癫痫发作以及作为术前镇静和抗焦虑使用。除此之外，地西泮、氯氮䓬及劳拉西泮亦可在三角肌部位进行肌内注射，但由于地西泮肌内注射易引起肌肉疼痛、氯氮䓬肌内注射则吸收缓慢且不稳定，因此临床使用较少。肌内注射劳拉西泮后吸收快速完全，不到 1 小时即可达血浆峰浓度，当需要肠道外给药迅速控制焦虑或激越时，劳拉西泮为首选药物。劳拉西泮、阿普唑仑和三唑仑经舌下含服与口服相比，吸收速度相似或舌下含服略快于口服方式。

(三)药物相互作用

苯二氮䓬类药物发生药物相互作用主要分为两大类：药效学方面的相互作用和药动学方面的相互作用。最常见的引起药效学方面的药物相互作用的药物包括其他中枢抑制剂如酒精或巴比妥类药物等，同时使用这些药物可导致神经中枢或呼吸系统抑制作用增强，而这可能是致命性的。主要引起药动学方面的药物相互作用的药物包括抑制或促进苯二氮䓬类药物代谢的药物。苯二氮䓬类药物有相对较广的安全范围，血浆水平升高或清除期延长均不易引起严重的毒性，但可增强镇静作用和影响精神运动，这些作用在某些病例中即有显著的临床意义。相反，肝药酶诱导剂导致苯二氮䓬类药物的代谢加快，从而使药物无效。具体见表 5-4。

表5-4 苯二氮䓬类药物的药物相互作用

发生相互作用的药物	对原药物的作用	临床意义
肝药酶诱导剂：卡马西平、苯巴比妥、苯妥英、利福平	使苯二氮䓬类药物的血药浓度和临床疗效下降	服用利福平的患者使用三唑仑和咪达唑仑治疗无效；卡马西平可明显降低咪达唑仑、阿普唑仑和氯硝西泮的血药浓度及临床疗效，甚至无效
肝脏CYP3A4抑制剂：伊曲康唑、尼法唑酮、氟伏沙明、氟西汀、红霉素、结核菌清、克拉霉素、西咪替丁、口服避孕药、地尔硫䓬、奈非那韦	显著增加经氧化代谢的苯二氮䓬类药物的血药浓度（阿普唑仑、三唑仑、地西泮、氯氮䓬）	可增加镇静和精神抑制等副作用，因此需要减少苯二氮䓬类药物的剂量；阿普唑仑、三唑仑和咪达唑仑最明显。在服用阿普唑仑或三唑仑的患者中应避免使用伊曲康唑。当尼法唑酮、氟伏沙明或氟西汀合并阿普唑仑、地西泮或三唑仑治疗时，建议减少苯二氮䓬类药物的剂量
利托那韦	起始时抑制阿普唑仑、三唑仑的代谢，以后诱导代谢	起始加用利托那韦时，应减少苯二氮䓬类药物的剂量；以后可再增加苯二氮䓬类药物的用量
葡萄柚汁	增加地西泮、阿普唑仑和三唑仑的血药浓度	可能增加苯二氮䓬类药物的作用（镇静和精神抑制）
奥美拉唑	增加地西泮的血药浓度	可增加苯二氮䓬类药物的临床作用（镇静和精神抑制）
抑酸制剂、雷尼替丁	减少苯二氮䓬类药物的吸收	可能出现苯二氮䓬类药物的临床疗效延迟；推荐分次服药
丙戊酸钠、丙磺舒	显著降低劳拉西泮的清除率	减少劳拉西泮的剂量
含雌激素的口服避孕药	经过结合代谢的苯二氮䓬类药物的血药浓度下降（劳拉西泮、奥沙西泮、替马西泮）	因临床疗效降低，需要增加苯二氮䓬类药物的剂量

续表

发生相互作用的药物	对原药物的作用	临床意义
中枢神经系统抑制剂（酒精、巴比妥类和阿片类）	增加苯二氮䓬类药物对中枢神经系统的抑制作用（镇静和精神抑制）	避免酒精与苯二氮䓬类药物同用，也应慎用其他中枢抑制剂
阿普唑仑	增加地高辛的血药浓度	可能出现地高辛中毒；需要监测地高辛的血药浓度，建议减少地高辛的剂量

表 5-5　阿扎哌隆类药物的药动学特点

药名	起始剂量/(mg/d)	常规剂量/(mg/d)	分子量	最高剂量/(mg/d)	半衰期/小时	表观分布容积/(L/kg)	代谢途径	血药浓度范围/(ng/ml)	备注
丁螺环酮	10~15	15~60	385.5	60	2~3	5	经肝脏代谢，其代谢产物为5-羟基丁螺环酮和1-(2-嘧啶)哌嗪（即1-PP），仍有一定的生物活性。只有少量以原型自肾脏排出，大部分以代谢物排出	—	1. 老年患者需以低剂量进行治疗。2. 严重肝功能损害患者不建议服用。3. 严重肾功能损害患者不建议服用。4. 可透过胎盘，但相比其他药物更安全，孕妇使用需谨慎。

药名	起始剂量/（mg/d）	常规剂量/（mg/d）	分子量	最高剂量/（mg/d）	半衰期/小时	表观分布容积/（L/kg）	代谢途径	血药浓度范围/（ng/ml）	备注
									5. 可分泌入乳汁，哺乳期妇女使用建议停止哺乳
坦度螺酮	30	30~60	383.49	60	1.2~1.4	—	本药的主要代谢途径为丁烯链开裂和降冰片烷环及嘧啶环羟基化	2.9~3.2	1. 老年患者需以低剂量5mg/d进行治疗。 2. 严重肝功能损害患者不建议服用。 3. 严重肾功能损害患者不建议服用。 4. 可透过胎盘，但相比其他药物更安全，孕妇使用需谨慎。 5. 可分泌入乳汁，哺乳期妇女使用建议停止哺乳

二、5-HT$_{1A}$ 受体部分激动剂

(一)药理作用机制

大量研究证实,焦虑障碍患者的主要病理生理学变化可能与杏仁核、海马、前额叶皮质等脑区的功能障碍相关。目前临床常用的药物有丁螺环酮和坦度螺酮,按化学结构均属于阿扎哌隆类。5-HT$_{1A}$ 受体部分激动剂坦度螺酮可能通过激动突触后的 5-HT$_{1A}$ 受体,抑制海马神经元活动而发挥抗焦虑作用。坦度螺酮应用过程中紧张、烦躁不安、疲乏、睡眠失调、腹泻等不良反应比丁螺环酮更少见,这种差异或许与其对 5-HT$_{1A}$ 受体的亲和力不同相关。

(二)药动学特点

见表 5-5。

(三)药物相互作用

丁螺环酮主要通过 CYP3A4 代谢,因此当与 CYP3A4 抑制剂或诱导剂联用时需注意调整剂量。丁螺环酮及坦度螺酮均不可与单胺氧化酶抑制剂合用,两者用药需间隔至少 14 天,否则可能引起 5-HT 综合征。除此之外,两者与氟哌啶醇联用可能加重锥体外系反应,与钙拮抗剂如尼卡地平、氨氯地平、硝苯地平等同时使用有可能增强降压作用。

三、具有抗焦虑作用的抗抑郁药

(一)药理作用机制

临床常用的具有抗焦虑作用的 5-HT 相关抗抑郁药主要为 SSRI 和 SNRI,该类药物主要通过选择性地抑制 5-HT 再摄取、升高突触间隙的 5-HT 含量而发挥抗焦虑作用。但临床实践发现,30%~40% 的社交焦虑障碍患者对 SSRI 治疗无应答;约 25% 对 SSRI 应答的患者,经急性期治疗后,6 个月内也会出现再次复发风险。SNRI 为 5-HT 及去甲肾上腺素再摄取抑制剂,相较于三环类抗抑郁药和 SSRI,患者对 SNRI 的耐受性较好,但依然存在性功能障碍、停药症状、出血风险、代谢综合征等不良反应,即使是对 SNRI 治疗应答的患者,其整体痊愈率仍欠佳。SNRI 类的度洛西汀与去甲肾上腺素、5-HT 转运体的亲和力较高,但对中枢神经系统内的单胺受体亲和力差,或可作为焦虑障碍治疗的另外一个选择。

(二)药动学特点

见表 5-6。

表 5-6　具有抗焦虑作用的抗抑郁药的药动学特点

药物	起始剂量/（mg/d）	常规剂量/（mg/d）	分子量	半衰期	血浆蛋白结合率	表观分布容积/（L/kg）	代谢与排泄途径	血药浓度范围/（ng/ml）	备注
TCA									
丙米嗪	25	50~150	280.4	10~20 小时	89%~94%	7~20	主要在肝内经肝药酶代谢，主要代谢产物为去甲丙米嗪。代谢产物与葡萄糖醛酸结合后，经肾脏排泄		1. 妊娠期服用大剂量的本品对胎儿有不良影响，孕妇用药应权衡利弊。 2. 本品可泌入乳汁，哺乳期妇女使用本药期间应停止哺乳。 3. 开始先出现镇静作用，2~3 周之后才显示抗抑郁作用。 4. 6 岁以下的儿童禁用
氯米帕明	10	25~150	314.8	17 小时	96%~97%	12~17	主要经肝脏代谢，代谢产物为去甲氯米帕明。氯米帕明单次给药后，约 2/3 以水溶性结合物的形式从尿液中排出	20~175	1. 12 岁以下的儿童禁用本药注射液；本药片剂限于 5 岁及 5 岁以上的儿童使用。 2. 孕妇（尤其妊娠早期）应尽可能避免使用。 3. 本品可泌入乳汁，哺乳期妇女使用本药期间应

续表

药物	起始剂量/(mg/d)	常规剂量/(mg/d)	分子量	半衰期	血浆蛋白结合率	表观分布容积/(L/kg)	代谢与排泄途径	血药浓度范围/(ng/ml)	备注
									停止哺乳。 4. 本药可致肝炎
SSRI									
艾司西酞普兰	5	常用剂量为10，最大剂量为20	324.39	30小时	80%	12~26	艾司西酞普兰及其代谢产物主要经肝脏CYP2C19代谢和肾脏消除，主要以代谢产物的形式从尿液中排泄	15~80	1. 老年患者(>65岁)的日最大剂量不应超过10mg。 2. 本品不适用于儿童和18岁以下的青少年。 3. 肝功能降低者建议起始剂量为每日5mg，持续治疗2周；根据患者的个体反应，剂量可以增加至每日10mg。 4. 轻、中度肾功能降低者不需要调整剂量，严重肾功能降低(Clcr<30ml/min)患者慎用。 5. 多态性，已发现经CYP2C19代谢的慢代谢

续表

药物	起始剂量/(mg/d)	常规剂量/(mg/d)	分子量	半衰期	血浆蛋白结合率	表观分布容积/(L/kg)	代谢与排泄途径	血药浓度范围/(ng/ml)	备注
									者,本品的血浆浓度为快代谢者的2倍。 6. 艾司西酞普兰可在乳汁中分泌,哺乳期妇女女不应接受本品治疗或在用药期间停止哺乳。 7. 药物过量时没有特异性的解救药。罕有致命危险报道。药物过量时应保持呼吸道通畅,确保足够的氧摄取和呼吸功能,给予系统性支持治疗
舍曲林	50	50~100,最大剂量为200	306.23	22~36小时	98%	>20	经肝脏CYP2D6和CYP3A4代谢。代谢产物从粪便和尿中等量排泄,只有少量(<0.2%)含曲	10~150	1. 6~12岁的体重较轻的儿童其起始剂量应为25mg,每日1次。 2. 本药可进入乳汁,哺乳期妇女应慎用。 3. 老年人,肝功能不全者剂量减半。

续表

药物	起始剂量/(mg/d)	常规剂量/(mg/d)	分子量	半衰期	血浆蛋白结合率	表观分布容积/(L/kg)	代谢与排泄途径	血药浓度范围/(ng/ml)	备注
							肾以原型从尿中排出		4. 肾功能不全者无须减量。5. 药物过量时没有特异性的解救药。罕有致命危险报道。药物过量时保持呼吸道通畅，确保足够的氧摄取和呼吸功能，并给予系统性支持治疗
氟西汀	20	20~80	309.33	1~3天（急性期高剂量）；4~6天（长期维持剂量）	95%	20~40	氟西汀主要由肝脏CYP2D6代谢，经去甲基化作用生成活性代谢产物去甲氟西汀。主要由肾脏排泄（约60%）	120~500（氟西汀+去甲氟西汀）	1. 已批准用于8岁以上的儿童和青少年抑郁障碍的治疗。2. 老年人的日剂量一般不宜超过40mg，最高推荐日剂量为60mg。3. 肝功能受损患者建议剂量减半。4. 肾功能受损患者不必调整剂量。5. 尚未发现氟西汀与出生缺陷风险升高之间的相

续表

药物	起始剂量/（mg/d）	常规剂量/（mg/d）	分子量	半衰期	血浆蛋白结合率	表观分布容积/(L/kg)	代谢与排泄途径	血药浓度范围/(ng/ml)	备注
									关性，但可能会导致围生期并发症，精神行为紊乱和戒断综合征，应更换使用其他半衰期较短的SSRI。 6. 氟西汀及去甲氟西汀均可分泌至母乳中
帕罗西汀	10	10~50	329.4	21小时	95%	3~28	部分由CYP2D6代谢，代谢产物无活性。主要经肾脏排泄，少量由粪便排泄	30~120	1. 老年人首剂10mg/d，最大剂量为40mg/d。 2. 肾功能受损患者首剂10mg/d，最大剂量为40mg/d。 3. 肝功能受损患者首剂10mg/d，最大剂量为40mg/d。 4. 妊娠期不推荐使用，尤其是妊娠期的前3个月。 5. 帕罗西汀可分泌至乳汁中，哺乳期妇女应谨慎使用

续表

药物	起始剂量/(mg/d)	常规剂量/(mg/d)	分子量	半衰期	血浆蛋白结合率	表观分布容积/(L/kg)	代谢与排泄途径	血药浓度范围/((ng/ml))	备注
氟伏沙明	50	100~300	318.16	13~15小时(单次服药后);7~22小时(多次服药后)	80%	25	马来酸氟伏沙明主要在肝脏中经CYP2D6转化,可抑制CYP1A2/3A4/2C酶的活性	60~230	1. 老年人使用时加量应缓慢。2. 肾功能受损患者无须调整剂量。3. 肝功能受损患者建议剂量减半。4. 尚未发现妊娠早期暴露于氟伏沙明与致畸相关,孕妇应权衡利弊后使用。5. 氟伏沙明可分泌至乳汁中,哺乳期妇女应谨慎使用

5-HT$_{2A}$受体拮抗剂及5-HT再摄取抑制剂

药物	起始剂量/(mg/d)	常规剂量/(mg/d)	分子量	半衰期	血浆蛋白结合率	表观分布容积/(L/kg)	代谢与排泄途径	血药浓度范围/((ng/ml))	备注
曲唑酮	50~100	150~600	371.86	第Ⅰ相3~6小时;第Ⅱ相5~9小时	89%~95%	—	主要经肝脏CYP3A4代谢。几乎全部以代谢产物经	700~1000	1. 老年人需降低剂量。2. 严重肝功能损害患者慎用。3. 肾功能受损患者无须调整

续表

药物	起始剂量/(mg/d)	常规剂量/(mg/d)	分子量	半衰期	血浆蛋白结合率	表观分布容积/(L/kg)	代谢与排泄途径	血药浓度范围/(ng/ml)	备注
							肾脏排泄，只有1%以原型经肾排出		整剂量。4. 药物与代谢产物可少量透过胎盘并分泌入乳汁，妊娠期及哺乳期应权衡利弊。5. 过量服用时罕见致命危险，主要症状为呼吸暂停和心电图改变
SNRI									
文拉法辛	37.5~75	75~225	277.40	(5±2)小时	27%	(7.5±3.7)L/kg[ODV为(5.7±1.8)L/kg]	主要经肝脏CYP2D6代谢为活性代谢物O-去甲文拉法辛(ODV)，拉法辛经CYP3A4代谢是次要通路。原药及其代谢产物大部	100~400(文拉法辛及代谢物O-去甲文拉法辛的拉法辛浓度之和)	1. 肝功能损害患者的剂量降低一半。2. 肾功能不全患者的每日总剂量须减少25%~50%，接受透析者须减少50%。3. 文拉法辛和ODV可在羊水和脐带血中被检出，新生儿撤药综合征强于SSRI。

续表

药物	起始剂量/（mg/d）	常规剂量/（mg/d）	分子量	半衰期	血浆蛋白结合率	表观分布容积/（L/kg）	代谢与排泄途径	血药浓度范围/（ng/ml）	备注
							分主要由肾脏排泄，给药剂量的87%在48小时内由尿排出		4. 文拉法辛和ODV可由母乳分泌，哺乳期妇女应慎重使用。 5. 药物过量可能危及生命，无特殊的解毒药。药物分布容积较大，强利尿、透析、血液灌注及换血疗法的疗效不大。不推荐采用催吐治疗，可考虑使用药用炭
度洛西汀	40~60	60~120	297.41	约为12小时（范围为8~17小时）	>90%	23.4L/kg	主要经肝脏CYP2D6和CYP1A2代谢。70%经肾脏排泄，20%经粪便排出	30~120	1. 肝功能不全患者应避免使用。 2. 建议晚期肾脏疾病（需透析的）患者或有严重肾功能损害（估算肌酐清除率＜30ml/min）者不用本品。 3. 妊娠期用药应权衡利弊；可分泌入乳汁，服用

续表

药物	起始剂量/（mg/d）	常规剂量/（mg/d）	分子量	半衰期	血浆蛋白结合率	表观分布容积/（L/kg）	代谢与排泄途径	血药浓度范围/（ng/ml）	备注
									本药的患者不推荐母乳喂养。 4. 有急性药物过量致死的报告。无特殊的解毒药，药物分布容积较大，强利尿、透析、血液灌注及换血疗法的疗效不大。不推荐采用催吐治疗，可考虑使用药用炭
其他类									
噻奈普汀	37.5	37.5	436.95	3小时	约94%	—	主要经肝脏代谢。代谢产物主要经肾脏排泄，约8%以原型通过肾脏排泄	—	1. 肝功能不全患者不必调整剂量。 2. 肾功能不全患者的最大剂量为一日25mg。 3. 年龄超过70岁的老年人，剂量也应限制在一日25mg。 4. 有极少量药物可透过胎

续表

药物	起始剂量/常规剂量/（mg/d）	分子量	半衰期	血浆蛋白结合率	表观分布容积/（L/kg）	代谢与排泄途径	血药浓度范围/（ng/ml）	备注
圣约翰草提取物	200~300 60~900	为混合物	24~48小时	—	—	—	—	盘屏障，孕妇间应避免使用；哺乳期可以分泌入乳汁，建议哺乳期妇女禁用 1. 严重肝、肾功能不全患者应降低服药剂量或减少频次。 2. 孕妇和哺乳期妇女用药是否安全尚不明确，所以在妊娠期前3个月和哺乳期应尽量避免使用

（三）药物相互作用

见表 5-7。

表 5-7　具有抗焦虑作用的抗抑郁药的药物相互作用

药物	药动学介导的相互作用	药效学介导的相互作用
丙米嗪	1. 本品为 CYP2D6 抑制剂，与同样经过该酶系统代谢的药物合用时可能引起药物相互作用。例如西咪替丁抑制 CYP2D6 酶，增加丙米嗪的血药浓度，可能导致丙米嗪中毒。 2. 本品为 CYP3A4 抑制剂，与布他比妥合用，降低血药浓度	1. 与异烟肼合用，作用增强，不良反应也增加。 2. 可增强拟肾上腺素类药物的升压作用，故禁止两者合用。 3. 与曲马多合用，可增加癫痫发作的风险，应避免两者合用。 4. 与哌甲酯合用，血药浓度升高，抗抑郁作用增强。 5. 与沙美特罗合用，可增加心血管兴奋的危险
地昔帕明	1. 本品为 CYP2D6 抑制剂，与同样经过该酶系统代谢的药物合用时可能引起药物相互作用。例如盐酸安非拉酮，升高血药浓度，增加中毒风险。 2. 本品为 CYP2C19 抑制剂，与莫达非尼合用时，增加中毒风险	1. 与单胺氧化酶抑制剂合用，导致神经毒性、癫痫发作或 5- 羟色胺综合征，禁忌联用。 2. 与巴比妥类药物合用，协同中枢镇静和呼吸抑制作用。 3. 与阿福特罗合用时应谨慎，密切监测心血管不良反应。 4. 与布洛芬合用，抑制代谢，增加毒性，应监测血药浓度
艾司西酞普兰	1. 艾司西酞普兰在体内代谢主要由细胞色素 CYP2C19 介导，细胞色素 CYP3A4 和细胞色素 CYP2D6 也参与其代谢，但影响较小。 2. 当艾司西酞普兰达到治疗剂量的上限时，应谨慎合用 CYP2C19 酶抑制剂（如奥美拉唑、氟西汀、氟伏沙明、兰索拉唑、噻氯匹定）和西咪替丁。	1. 禁与单胺氧化酶抑制剂等可能导致 5- 羟色胺综合征的药物合用。 2. 艾司西酞普兰可以降低癫痫发作阈值，建议与能降低癫痫发作阈值的其他药物合用时应谨慎，如抗抑郁药（三环类、SSRI）、精神安定剂（吩噻嗪类、硫杂蒽类、丁酰苯类）、甲氟喹、曲马多。 3. 谨慎合用锂盐、色氨酸，因为有 SSRI 与其合用后产生协同效应的报告。

药物	药动学介导的相互作用	药效学介导的相互作用
	3. 本品为 CYP2D6 抑制剂，与下列药物合用时应谨慎，包括主要经 CYP2D6 代谢的药物、治疗指数较窄的药物，如氟卡尼、普罗帕酮和美托洛尔（当治疗心力衰竭时）；或一些主要经 CYP2D6 代谢的作用于中枢神经系统的药物（抗抑郁药地昔帕明、氯米帕明和去甲替林等，或抗精神病药利培酮、硫利达嗪和氟哌啶醇）	4. 谨慎合用含有圣约翰草（贯叶连翘、金丝桃素）的中药，因为可能增加不良反应的发生。 5. 合用非甾体抗炎药或华法林时，可能增加出血的风险
舍曲林	对药物代谢同工酶 CYP2D6 的抑制作用程度是不尽相同的，其临床意义取决于抑制作用的程度及合用药物的治疗指数，针对治疗指数较窄的 CYP2D6 底物应注意监测	1. 禁与单胺氧化酶抑制剂等可能导致 5- 羟色胺综合征的药物合用。 2. 与其他使 Q-Tc 间期延长的药物（如某些抗精神病药和抗生素）合用会导致 Q-Tc 间期延长和 / 或室性心律失常（例如 TdP）的风险增加。 3. 舍曲林与华法林联合应用或停用时应密切监测凝血酶原时间
氟西汀	氟西汀可抑制 CYP2D6 及 CYP3A4，可影响主要经两者代谢的药物，且由于氟西汀的半衰期较长，容易产生持久的药物相互作用，所涉及的药物包括常见的其他 SSRI 及 SNRI、华法林、阿普唑仑、苯妥英、他汀类降脂药等，合用时需注意调整剂量	1. 禁与单胺氧化酶抑制剂等可能导致 5- 羟色胺综合征的药物合用。 2. 合用非甾体抗炎药或华法林时，可能增加出血的风险。 3. 同其他 SSRI 一样，氟西汀和圣约翰草（金丝桃素）可能发生药效学相互作用，这会导致不良反应增加
帕罗西汀	本品为 CYP2D6 抑制剂，可能导致合用的经该酶代谢的药物血浆浓度升高，包括部分三环类抗抑郁药、吩噻嗪类精神安定药物、某些	1. 禁与单胺氧化酶抑制剂等可能导致 5- 羟色胺综合征的药物合用。 2. 合用非甾体抗炎药或华法林时，可能增加出血的风险。

药物	药动学介导的相互作用	药效学介导的相互作用
	Ⅰ C 类抗心律失常药（如普罗帕酮和氟卡尼）和美托洛尔。他莫昔芬是需 CYP2D6 代谢激活的前体药物，帕罗西汀对 CYP2D6 的抑制可能导致其疗效降低	3. 匹莫齐特与帕罗西汀联用时会引起 Q-T 间期延长，因此严禁两者联用
氟伏沙明	氟伏沙明可以抑制 CYP1A2、CYP2C9、CYP3A4 及 CYP2C19 酶活性，因此与氯氮平、茶碱、普萘洛尔、替扎尼定、丙米嗪、卡马西平、华法林、阿普唑仑、奥美拉唑等合用可能发生药物相互作用	1. 禁与单胺氧化酶抑制剂等可能导致 5- 羟色胺综合征的药物合用。 2. 锂剂可能增强氟伏沙明的 5- 羟色胺能作用，有诱发癫痫的可能性。 3. 氟伏沙明与地尔硫草同时使用可能出现心动过缓。 4. 与非吸烟者相比，吸烟者对氟伏沙明的代谢增加 25%
曲唑酮	1. 通过 CYP3A4 代谢，与 CYP3A4 抑制剂合用容易引起药物相互作用，使其血药浓度升高，如伊曲康唑、利托那韦、HIV 蛋白酶抑制剂，需要适当减少曲唑酮的用量。 2. 与其他主要经过 CYP3A4 代谢的药物合用时，会增加这些药物的浓度，如地高辛，应当密切监测血药浓度水平。 3. 与 CYP3A4 诱导剂如卡马西平、苯妥英合用，可降低曲唑酮的血药浓度	1. 禁止与单胺氧化酶抑制剂合用，容易导致致死性 5- 羟色胺综合征。 2. 与抗高血压药合用时，应适当减少抗高血压药的用量。 3. 与酒精和其他中枢神经系统抑制剂合用时，会增强镇静作用。 4. 与华法林合用时，需要增加华法林的剂量。 5. 能通过降低惊厥发作阈值，拮抗抗癫痫药的作用
文拉法辛	1. 由于文拉法辛和 ODV 均具有药理活性，和抑制 CYP2D6 的药物合用时无须调整剂量。体外研究显示文拉法辛对 CYP2D6 的抑制作用较弱。	1. 合用其他作用于 5- 羟色胺神经递质系统的药物可能发生 5- 羟色胺综合征。 2. 禁止与单胺氧化酶抑制剂合用。不建议与 5- 羟色胺前体物质（如色

续表

药物	药动学介导的相互作用	药效学介导的相互作用
	2. CYP3A4 抑制剂可能会升高文拉法辛和 ODV 的水平，合用 CYP3A4 抑制剂时应谨慎。在体外文拉法辛不抑制 CYP3A4 的活性。 3. 文拉法辛的主要代谢酶为 CYP2D6 和 CYP3A4，与 CYP2D6 和 CYP3A4 双重抑制剂合用需谨慎，可能导致文拉法辛的血药浓度升高	氨酸补充剂）合用。如合用某种 SSRI、SNRI 或 5- 羟色胺受体激动剂（曲坦类），应密切观察，尤其在治疗初期和增加剂量时。 3. 与阿司匹林、非甾体抗炎药、华法林和其他抗凝药或已知可影响血小板功能的其他药物合用可能会增加出血风险。 4. 合用可延长 Q-Tc 间期的药物会增加 Q-Tc 间期延长和 / 或室性心律失常的风险，应避免
度洛西汀	1. 本药主要经 CYP1A2、CYP2D6 代谢，应避免合用强 CYP1A2 抑制剂；合用强 CYP2D6 抑制剂会出现血药浓度增加，应谨慎。 2. 本药是中度的 CYP2D6 抑制剂，与主要经 CYP2D6 代谢且治疗指数窄的药物合用时要慎重。 3. 可能增加高血浆蛋白结合药物的游离浓度，而导致不良反应。 4. 如无肠溶包衣保护，在极端的胃酸环境下本药可能会水解形成萘酚	1. 合用阿司匹林、非甾体抗炎药、华法林和其他影响凝血功能的药物会增加出血风险。 2. 合用其他 5- 羟色胺药（包括曲坦类、三环类抗抑郁药、芬太尼、锂盐、曲马多、色氨酸、丁螺环酮和圣约翰草）和损害 5- 羟色胺代谢药（特别是 MAOI）应注意出现 5- 羟色胺综合征的风险。 3. 禁止与单胺氧化酶抑制剂合用治疗精神障碍。不推荐和其他 SSRI、SNRI 或色氨酸合用。合用影响 5- 羟色胺神经递质系统的药物（包括曲坦类、利奈唑胺、锂盐、曲马多或圣约翰草）须慎重
圣约翰草提取物	1. 本品为 CYP3A4 诱导剂，与主要经过 CYP3A4 代谢的药物合用容易发生药物相互作用，加速这些药物的代谢，降低血药浓度，如阿托伐他汀、伊立替康、咪达唑仑、非索非那定、利	与避孕药合用可能会增加皮下出血的风险

药物	药动学介导的相互作用	药效学介导的相互作用
	托那韦、环孢素、他克莫司,需密切监测血药浓度水平。 2. 本品为 CYP2C19 诱导剂,与主要经 CYP2C19 代谢的药物合用会加速这些药物的代谢,如奥美拉唑。 3. 本品为 CYP2C9 诱导剂,与主要经 CYP2C9 代谢的药物合用会加速这些药物的代谢,如格列齐特、华法林,会降低这些药物的治疗效果	

第三节　抗焦虑药的药学监护要点

一、用药前评估

对患者进行用药前评估的目的是确认焦虑症状是否存在,焦虑的特征、内容和严重程度;掌握发作及波动情况、持续时间、病程特点;了解对患者社会功能的影响和精神痛苦感,了解患者的人格特征,探询有无可能的诱发因素及其他可能引起此种情况的危险因素,从而为诊断和制订合理的治疗方案提供依据。

(一)治疗情况

应询问既往治疗情况,包括各种治疗方法及其疗效,询问所有使用过的药物、各种药物的最大剂量、疗程、起效时间、主要不良反应及疗效;有无维持治疗,包括维持时间以及维持期的用药剂量和效果。病史采集中包括询问发病年龄,相关躯体、心理和社会因素,发作的临床表现,病程特征,既往病史,是否共患有其他精神障碍或躯体疾病,家族史及过敏史等。

(二)体格检查及实验室检查

由于焦虑障碍一般都伴有躯体症状,甚至躯体症状较之精神症状更为突出，如惊恐发作常被误诊为心脏病发作或消化科急诊等；而躯体疾病也常是焦虑障碍的诱发因素，因此仔细而合理地进行体检、实验室检查和特殊检查非常必要。在进行各项检查时既要获得足够的证据，排除躯体疾病导致或诱发的可能性，又要防止医疗资源过度使用。根据患者的症状考虑需要排除的相关疾病，并进行有关检查。注意甲状腺功能、肾上腺功能、超声心动图以及心电图检查，并要注意掌握检查的时机，以发作时或发病期为佳。体检过程中应特别注意对神经系统的检查。

二、用药中评估

（一）治疗依从性

为减少焦虑障碍的复发率，达到最佳疗效，患者需要长期治疗，尤其是严重慢性患者，如广泛性焦虑患者，治疗至少持续 12 个月。许多患者需要更长期的治疗以预防复发。应对焦虑障碍患者进行治疗相关的教育，告知焦虑障碍患者药物治疗常见的不良反应以及可能的疗程、疗效、费用及自行停药的后果，有助于增加依从性。

（二）治疗过程监护

研究发现，焦虑障碍的共病率很高，可以同时共病 1 种或 1 种以上的精神障碍。全美共病调查（National Comorbidity Survey，NCS）表明，3/4 的焦虑障碍患者在一生中至少会共病 1 种其他精神障碍。躯体疾病或不适也可以成为焦虑的诱发因素，或焦虑症状以躯体不适的形式出现。甲状腺功能亢进、心脏病等发作均可引起焦虑症状，要诊断焦虑障碍，首先要排除躯体问题直接导致的焦虑症状。焦虑障碍与抑郁障碍、酒精和物质依赖的共病率最高，需重点询问目前及既往有关酒精和药物依赖、进食异常、智力状况、人格障碍和精神障碍的患病情况。对女性患者，应注意询问有无产后精神病史和经前紧张综合征，因而需要在开始药物治疗时（或尽可能在治疗开始前后）对相关指标进行基线监测，并在药物治疗持续的全过程中根据患者的情况变化进行定期随访及必要的即时监测。一般推荐的基础基线监测指标见表5-8。

表 5-8 焦虑障碍治疗安全性监测基线时的基础观察指标

病史：

躯体疾病史（尤其注意患者有无躯体疾病以及治疗躯体疾病的药物）

酗酒或滥用药物的情况

家族史：了解患者家族中是否有精神障碍、自杀者

孕育及避孕史（包括妇女的分娩年龄）

躯体检查：

体重及身高

血压

实验室检查：

全血细胞计数

尿素、肌酐、24 小时肌酐清除率（如有肾脏疾病病史）

肝功能

空腹血糖

空腹血脂，包括总胆固醇（TC）、极低密度脂蛋白（VLDL）、低密度脂蛋白（LDL）、高密度脂蛋白（HDL）、甘油三酯（TG）

电解质

重要的微量元素含量

心电图

催乳素

甲状腺功能

小便常规（必要时）

尿毒物筛查（必要时）

妊娠试验及泌乳素（必要时）

凝血酶原时间和部分凝血活酶时间（必要时）

其他检查（可协助排除器质性疾病）：

心脏彩超

心电图（24 小时动态心电图）

脑电图

头颅 CT

MRI

　　除上述普遍推荐的监测指标和频率外，应根据所使用的治疗药物不同，重点关注或增加一些监测指标。

1. 抗抑郁药在儿童及青少年中使用的自杀倾向问题　2004 年 FDA 签署一项警告,告知"抗抑郁药在短期治疗儿童及青少年抑郁障碍和其他精神障碍时可增加自杀观念和行为的风险"。目前尚不知道抗抑郁药在儿童及青少年中长期使用是否会增加自杀的风险。FDA 警告的主要依据是对 24 项安慰剂对照的 9 种抗抑郁药治疗儿科患者的临床研究进行汇总分析的结果,这些分析提示,接受抗抑郁药治疗的患者在治疗的最初几个月出现自杀观念和行为的风险为安慰剂对照组患者的 2 倍(活性药物组为 4%,而安慰剂组为 2%),在所有临床研究中均未发现有自杀成功的病例。这类药物在儿童及青少年中的使用应在严格评价疗效和风险后决定,并且治疗期间应进行仔细监测。

2. 药物治疗中的停药反应　停药反应常发生于长期治疗的基础上突然停药时甚至药物减量后的 1~2 周内,症状持续时间较短,可能在 1 天或 3 周内消失,常会引起患者的担心,因此需要处理。要与疾病的潜在症状相鉴别。如果确定是停药反应,应尽快恢复原来的治疗,并建议减慢减药速度或逐渐停药,甚至需要 2~3 个月的停药过程。

3. 苯二氮䓬类药物的使用存在依赖的风险　长期使用苯二氮䓬类药物存在产生依赖的风险,这是医师和患者担心的主要问题。可能存在 2 种依赖问题:①物质依赖,一种表现为治疗剂量需要不断增加才能取得当初效果的情况;停药后出现停药反应,对药物有使用的需求和愿望,对服药无法控制,此种情况少见。②另一类相对常见,没有出现需要不断增加剂量的情况,也没有对服药特别渴求,但是一旦想停药或减药,就会出现焦虑症状的反跳,甚至出现惊恐发作。戒断症状可能会发生于所有的苯二氮䓬类药物,但是作用时间短的药物更容易发生这种反应,可能停药后很快就出现这种情况,而作用时间长的药物的戒断反应可能发生在停药后 3 周。苯二氮䓬类药物由于其副作用和依赖问题,通常不建议长期使用。

（三）患者用药教育

治疗中评估的过程中也可以根据需要进行有针对性的患者用药教育,包括患者是否准时、正确地服用该药物,对现有的治疗方案是否了解,是否存在依从性不好的情况,是否存在对该治疗存有疑惑或服用中已经出现药物不良反应。具有上述情况者,临床药师应及时、有针对性地介入,并开展合适的用药教育。

三、不良反应监护及处理

药物治疗的不良反应大多发生在治疗的第 1 周,惊恐障碍患者对药物不良反应可能会更加敏感、更恐惧。如药物治疗过程中,惊恐障碍患者可能会将一些药物不良反应如心动过速、头晕、口干和震颤误以为是疾病症状的表现;在抗焦虑药治疗初期,患者的焦虑性躯体症状还可能会加重。因此,告知患者和 / 或其家庭成员药物不良反应的发生特点非常重要,可以防止患者过早停药。在治疗过程中,根据疗效和耐受性调整药物剂量,个体化治疗是非常必要的。

(一)苯二氮䓬类药物的不良反应

这类药物的最大缺点是容易产生耐药性,即需要不断增加剂量才能获得相应的药理效应,多种药物之间具有交叉耐受现象。长期应用往往会产生依赖性,包括精神依赖和躯体依赖,估计连续用药 > 6 个月者有 5%~50% 产生依赖性,一般半衰期短的药物较容易发生,因而不宜长期单药使用。但在下述情况下可以短期内优先使用:①短期应激所致的 GAD 样反应;②伴有严重的焦虑(惊恐)发作;③存在躯体疾病时,需要尽快控制焦虑症状。

最常见和最突出的不良反应是中枢性不良反应,如镇静、白天困倦、药物过量时出现共济失调或言语不清。尤其对老年人具有重要意义,因为随着患者年龄的增长,药物的代谢率降低,所以更容易出现用药过量的风险。在服用苯二氮䓬类药物期间驾驶机动车会增加机动车事故发生风险,在使用剂量较大、半衰期长的药物时风险更高。因此,患者在使用苯二氮䓬类药物时(特别是早期)应避免驾车和高空作业。长期治疗可能会影响患者对新事物的注意和记忆。罕见大小便失禁和性功能障碍。

有 30%~90% 的患者会出现戒断症状,大多数症状为轻到中度,可以耐受。但在突然停用较大剂量的苯二氮䓬类药物时,可能会引起癫痫发作,因此应缓慢减量。

患者停用苯二氮䓬类药物时,可能发生以下几种类型的症状:①患者原来的症状可能复发;②患者可能出现戒断症状,常发生在停药后数天内,但是一般在 2~3 周内症状减轻或消失。苯二氮䓬类药物戒断综合征的常见症状包括焦虑、易激惹、失眠、疲倦、头痛、肌肉抽搐或疼痛、震颤、摇摆、出汗、头晕、注意力集中困难、恶心、食欲减退、明显抑郁、人格解体、现实解体、感知觉(嗅、视、味、触觉)增强、异常知觉或运动觉等。治疗过程中应给予患者及家属支持性教育，引导其进行正确的停药过程。

（二）TCA 的不良反应

1. 中枢神经系统　过度镇静、记忆力减退、转为躁狂发作。

2. 心血管系统　直立性低血压、心动过速、传导阻滞。

3. 抗胆碱能　口干、视物模糊、便秘、排尿困难。TCA 的治疗指数低，剂量受镇静、抗胆碱能和心血管不良反应的限制，一般使用剂量缓慢递增，分次服用。减药宜慢，突然停药可能出现胆碱能活动过度，从而引起失眠、焦虑、易激惹、胃肠道症状和抽搐等。

（三）SSRI 的不良反应

抗胆碱能不良反应和心血管不良反应比 TCA 轻。

1. 神经系统　头痛、头晕、焦虑、紧张、失眠、乏力、困倦、口干、多汗、震颤、阵挛发作、兴奋，转为躁狂发作。少见的严重神经系统不良反应为中枢 5-羟色胺综合征，这是一种 5-HT 受体活动过度的状态，主要发生在 SSRI 与单胺氧化酶抑制剂联用时，表现为腹痛、腹泻、出汗、发热、心动过速、血压升高、意识改变（谵妄）、肌阵挛、动作增多、激惹、敌对和情绪改变，严重者可导致高热、休克，甚至死亡。因此，SSRI 禁与单胺氧化酶抑制剂及其他 5-HT 激动剂联用。

2. 胃肠道　较常见恶心、呕吐、畏食、腹泻、便秘。

3. 过敏反应　如皮疹。

4. 性功能障碍　阳痿、射精延迟、性感缺失。

5. 其他　罕见的有低钠血症和白细胞减少。在青少年使用 SSRI 时应注意易激惹或自杀念头。但英国的研究显示，在 SSRI 等抗抑郁药处方量增长的同时自杀事件却有所下降。抗抑郁药对抑郁障碍带来的益处远超过不治疗的风险。一旦抗抑郁药早期有易激惹、焦虑现象，可短期适量使用苯二氮䓬类药物，有利于情绪稳定。

现有的临床前和临床证据都没有显示 SSRI 可以导致依赖性，长期使用 SSRI 治疗后突然停药，可使某些患者出现停药症状，因此建议逐渐减药，减药时间可持续几周。

（四）SNRI 的不良反应

代表药物主要有文拉法辛和度洛西汀。文拉法辛的安全性好，不良反应少，常见不良反应有恶心、口干、出汗、乏力、焦虑、震颤、阳痿和射精障碍，不良反应的发生与剂量有关，大剂量时血压可能轻度升高。度洛西汀的主要不良反应是胃肠道和中枢神经系统不良反应,胃肠道不良反应表现为恶心、口干、便秘、腹泻、呕吐和食欲减退,并可观察到体重下降和疲乏;神经系统不良反应表现为眩晕、嗜睡、震颤、出汗增多、潮红、视物模糊、失眠等;少数患者报告性功能方面的不良反应。

四、特殊人群的药物治疗

(一)儿童及青少年焦虑障碍的治疗建议

对儿童及青少年焦虑障碍的治疗提倡综合干预策略,要深入了解并减轻相关的社会心理因素的影响。因为在儿童期,父母、师长过高的期望,学习负担过重,同学关系、师生关系相处不好,朦胧的早恋倾向,父母离异或家庭关系不和,生活贫穷,突发的天灾人祸等意外均可对儿童造成精神创伤,导致不同程度的焦虑障碍。

心理治疗是儿童焦虑障碍的主要治疗手段,包括改善亲子关系、支持性心理治疗、认知行为治疗、家庭治疗(干预父母的焦虑、减少家庭冲突)、集体心理治疗等。而有关药物治疗,美国儿童和青少年精神病学会(1997)曾指出,作为临床治疗准则,药物治疗不应被用作儿童焦虑障碍的唯一干预措施,而应作为心理治疗的辅助,这将有助于防止药物治疗结束后的复发。常用药物包括苯二氮䓬类、SSRI、SNRI、NaSSA、丁螺环酮、坦度螺酮等,但必须注意患儿个体剂量的差异很大,与年龄、体重、病情不完全成比例关系,因此对每例患儿的用药剂量必须根据病情及体质,从小剂量开始,逐步调节到疗效最好、副作用最少的剂量。

一般来说,多种形式的治疗方法对儿童及青少年焦虑障碍的康复是适宜的。鉴于儿童焦虑障碍对儿童的危害大、预后差,早期干预危险因素、发展保护因素是预防儿童焦虑障碍的关键。对于儿童和青少年焦虑障碍,一般倾向于推荐使用心理治疗而非药物治疗。药物治疗的相关循证医学依据较少,需要仔细权衡抗抑郁药的安全性和治疗效益。如果需要使用药物治疗焦虑障碍,一般倾向于使用 SSRI 作为首选。苯二氮䓬类药物在儿童和青少年患者中的疗效并未受到循证依据的支持,且容易产生易激惹、嗜睡等副作用,因此建议苯二氮䓬类药物仅用于需控制急性焦虑时或者在 SSRI 治疗开始时的短期使用。使用药物治疗时需注意抗抑郁药可能增加儿童及青少年自杀的风险。

(二)老年焦虑障碍的治疗建议

健康教育、支持性心理治疗、认知行为治疗等可以帮助老年焦虑障碍患者减轻精神负担、提高治疗的信心和增强对治疗的依从性。不过,需要注意的是,认知行为治疗对年轻人的疗效肯定,但对于老年人群则效果不太明显,应积极寻求适合老年人群的认知行为治疗,其中行为治疗的放松训练和生物反馈可以让患者学习调节身体肌肉紧张状态以及自主神经功能,对伴有诸多躯体症状的老年患者较为适用。

药物治疗对老年焦虑障碍患者是有效的,也是必要的。但老年人对药物具有特定的药动学特点,体现在药物吸收、分布、代谢、排泄的各个环节,同时随着年龄增长,外周及中枢神经生物学有所改变,可能影响常规剂量的疗效和毒副作用。因此老年焦虑障碍的药物治疗应注意根据药物的药理特性和代谢特点合理选药,从小剂量开始并缓慢加量,重视不良反应,把握治疗时限。常用药物包括苯二氮䓬类、SSRI 和 SNRI、NaSSA、TCA 及四环类抗抑郁药、β 受体拮抗剂,以及丁螺环酮、坦度螺酮等。但需要注意:①苯二氮䓬类药物具有肌肉松弛、过度镇静、呼吸抑制、认知功能损害及成瘾性;② SSRI、SNRI 等抗抑郁药应从常用量的 1/3~1/2 起始,结合疗效和耐受性等情况缓慢加量,除需要注意药物本身的副作用如抗胆碱能作用及心血管副作用外,还须注意与老年人躯体疾病合并用药之间的相互作用。在广泛性焦虑障碍相关研究中,普瑞巴林、度洛西汀、文拉法辛缓释剂、西酞普兰及艾司西酞普兰及丁螺环酮对老年焦虑障碍患者的疗效均优于安慰剂。而老年惊恐障碍患者药物治疗的相关循证医学证据较少,有研究显示帕罗西汀的疗效优于未治疗组,还有一些小型开放性研究显示西酞普兰、艾司西酞普兰和氟伏沙明对老年惊恐障碍患者有效。三环类药物和单胺氧化酶抑制剂在老年患者中的副作用和药物相互作用较多,因此不作为首选药物。苯二氮䓬类药物在老年患者中应用较多,但由于其过度镇静、认知功能损害或成瘾性因素,故不宜长期使用。

(三)妊娠期及哺乳期焦虑障碍的治疗建议

对孕妇和哺乳期妇女焦虑障碍的治疗应该首选对胎儿、婴儿没有损害的心理治疗,常用认知行为治疗。如果患者的临床症状急需处理或心理治疗没有达到理想效果,也可以考虑短期药物治疗,但应该权衡药物对患者症状控制的效果和药物对胎儿或婴儿的影响。应选用妊娠期安全证据相对较大的药物,如氟西汀、舍曲林、艾司西酞普兰、帕罗西汀。有报道称妊娠期使用 SSRI 可增加肺动脉高压的风险。目前缺乏哺乳期使用抗抑郁药对婴幼儿的长期神经行为发育是否有影响的相关证据。如果哺乳期确实需要使用抗抑郁药,建议选用舍曲林和帕罗西汀。

妊娠期焦虑障碍的治疗一般不推荐将苯二氮䓬类药物作为单一或辅助治疗。妊娠初 3 个月使用苯二氮䓬类药物会增加胎儿唇裂和腭裂的风险，妊娠末 3 个月可引起婴儿松弛综合征或新生儿戒断症状。2002 年美国儿科学会将苯二氮䓬类药物列为哺乳期禁用药物。若妊娠期或哺乳期必须使用苯二氮䓬类药物，建议用氯硝西泮和劳拉西泮为佳。劳拉西泮不通过新生儿的肝脏代谢。

第四节　案　例

案例分析

案例：患者张某某，女，28 岁，已婚，身高 163cm，体重 48kg。前往内科就诊，主诉其肌肉紧张。她声称自己整个生活中肌肉紧张次数较多，但在过去的 7 个月中情况日益恶化。患者称自己焦虑，自从去年她的第一个孩子出生后，焦虑加重了。即便她积极努力控制焦虑，但仍无法停止。患者焦虑所有事——中国与其他国家的关系、患者与其丈夫能否负担孩子读完大学、丈夫的健康及股票市场。患者还报告有多动与失眠症。患者可正常入睡，但会半夜醒来且不能再入睡。患者描述其情绪"正常"，除周末偶尔喝 1 杯酒以外否认使用其他物质。患者与其丈夫均为律师，自从孩子出生后其难以集中精力工作。入院诊断为"广泛性焦虑障碍"，口服文拉法辛缓释剂型，以起始剂量为 37.5mg/d 进行治疗。患者未使用其他处方药、非处方药及非法物质。患者报告称，刚开始用药时出现颈部痉挛及双手轻度震颤，但 2 天内即自行缓解。

1 个月后，医师将文拉法辛缓释剂加量至 75mg/d，以进一步改善 GAD 症状。第一次服用 75mg 后 1 小时内，患者出现意识模糊（"脑子里雾蒙蒙"）、震颤、出汗增加、颈部不自主痉挛；上述症状持续 2 周，未自行缓解，遂至急诊就诊。当时生命体征及实验室检查结果无显著异常。本次急诊就诊后，患者自行骤停文拉法辛。停药 1 天后，患者出现虚弱、意识模糊及记忆受损。停药后 7 天，患者再次至急诊就诊，实验室检查仍无显著异常。上述症状又持续 2 个月，对患者造成显著的功能损害，致使其无法工作。

分析：本例年轻患者对 5-HT 高度敏感，在低剂量的文拉法辛治疗下即出现停药综合征，且症状迁延不愈。文拉法辛是最常诱发 5-HT 能停药反应的抗抑郁药之一。5-HT 能停药反应的典型临床表现包括虚弱无力、头晕、头痛、失眠、意识模糊、紧张不安等，一般发生于骤停抗抑郁药的数天内。重新使用同一种 5-HT 能抗抑郁药，或使用一种半衰期更长的 5-HT 能抗抑郁药（如氟西汀），常有助于患者克服停药症状。患者开始使用氟西汀 5mg/d，2 周后患者报告症状改善 50%。治疗 2 周后，患者称症状进一步改善。

　　讨论：本病例提示，即便是使用低剂量文拉法辛的患者，临床医师也应监测有无 5-HT 敏感性及停药症状，尤其是那些既往未使用过 SSRI 及 SNRI 者。文拉法辛应逐渐加量，加量过程中对患者开展监测。停药所需的时长可能不仅取决于文拉法辛的剂量及使用时长，也需要视具体患者而定。

（成日华　雷艳青）

第六章 强迫障碍药物治疗的药学监护

第一节 强 迫 障 碍

一、概 述

强迫障碍(obsessive-compulsive disorder, OCD)是一组以强迫思维和强迫行为为主要临床表现的精神障碍,患者觉得需要反复检查事物、反复执行某些惯例(称为"仪式")或反复思考某些想法(称为"强迫")。患者无法在短时间内控制思想或活动,常见的活动包括洗手、计数东西以及检查门是否锁定等,通常每天需要耗时 1 小时以上,从而使日常生活受到负面影响。

近年来统计数据提示强迫障碍的发病率正在不断攀升,普通人群中强迫障碍的终身患病率为 1%~2%,约 2/3 的患者在 25 岁前发病,因其起病早、病程迁延等特点,常对患者的社会功能和生活质量造成极大的影响,世界卫生组织(WHO)所做的全球疾病调查中发现,强迫障碍已成为 15~44 岁的中青年人群中疾病负担最重的 20 种疾病之一。患者常出于种种考虑在起病之初未及时就医,一些怕脏、反复洗手的患者可能要在症状严重到无法正常生活后才来就诊,起病与初次就诊可能相隔 10 年以上,增加了治疗的难度。

二、病因与发病机制

强迫障碍在其表现形式上是一种非常异质性的疾病,已经有许多尝试根据强迫和冲动的类型对强迫障碍亚组进行分类,然而看起来相似的行为可能出于不同的原因,这种异质性使得病因学研究变得很困难。强迫障碍的发病机制尚不明确,目前认为主要与心理社会、个性、遗传及神经 - 内分泌等因素有关。如遗传因素研究中发现,同卵双胞胎比非同卵双胞胎更容易受到影响;而儿童期被虐待或其他压力性事件如人际关系紧张、婚姻不顺、学习或工作受挫等也会导致患者发病。强迫障碍患者的个性中或多或少地存在追求完美、对自己和他人高标准和严要求的倾向，有一部分患者病前即有强迫型人格，表现为过分的谨小慎微、责任感过强、希望凡事都能尽善尽美，因而在处理不良生活事件时缺乏弹性，表现得难以适应，最后导致内心所经历的矛盾、焦虑只能通过强迫性的症状表达出来。

（一）遗传因素

与大多数精神疾病一样，强迫障碍的原因尚不清楚，越来越多的研究证据表明生物因素参与了这种疾病，尽管它对心理干预以及药物治疗的反应均很强。有许多关于强迫症的家庭研究探索了疾病的遗传模式，强迫障碍患者一级亲属的患病率平均为 12%，显著高于普通人的 2%，尤其是强迫障碍发生在儿童时期时，家族遗传的影响更大。5-羟色胺转运蛋白（5-HTT）是大多数治疗强迫障碍的药物的作用靶点，是强迫障碍改善的神经化学反应的关键，且 5-HTT 基因（hSERT）与 OCD 的发病有关。

Hettema 及其同事的一项荟萃分析报道，患有强迫障碍的人其家属患有强迫障碍的可能性是没有患有这种疾病的人的 4 倍（比值比 [OR]=4.0, 95)% 置信区间 [CI]=2.2–7.1）。遗传和家系研究表明，强迫障碍似乎与抽动障碍和抽动秽语综合征有关，在强迫障碍儿童中，许多人也有抽动，约有 50% 的 Tourette 综合征患者也有强迫症，一些学者认为强迫障碍的仪式性和侵入性思维中反复出现的内容和刻板的性质使它们看起来像"心理的抽动"。早发性强迫障碍在青春期之前开始，有研究表明，青少年发病似乎与强迫症的阳性家族史更为密切相关，并且与抽动障碍可能更为相关。

（二）神经生物学

1. 5-HT 系统　5-HT 假说是强迫障碍发病机制中最受关注的假说。研究发现 5-HT 系统功能障碍与 OCD 相关，当使用 5-HT 再摄取抑制剂（serotonin reuptake inhibitor, SSRI）对强迫障碍患者进行治疗且有效时，患者的眶额皮质活动减弱，推测可能是由于 $5-HT_{2A}$、$5-HT_{2C}$、$5HT_{1D\beta}$ 受体等刺激增加而引起的。

2. 多巴胺系统　多巴胺系统功能障碍也与 OCD 相关，临床发现足量、足疗程服用 SSRI 疗效不佳的患者，可通过使用多巴胺受体拮抗剂来获得改善，推测低剂量的多巴胺受体拮抗剂实际上可以通过抑制自身受体来增加前额皮质中多巴胺的释放，从而用于治疗强迫障碍。

（三）神经影像学

脑成像研究结果一致表明，与对照组相比，强迫症患者的血流模式不同，皮质和基底神经节区域受到最强烈的影响。荟萃分析发现，强迫症患者与健康对照者之间的差异出现在眶额叶和尾状核头部，用药物或认知行为治疗（CBT）可以逆转神经影像学异常改变。这些差异的神经化学相关性尚不清楚，但选择性 5- 羟色胺再摄取抑制剂（SSRI）治疗强迫障碍的有效性被广泛解释为 5-HT 是参与 OCD 病因和 / 或维持的重要神经递质。基底神经节也是强迫症的一个关键脑域。症状激发的功能性神经影像学研究发现 OCD 患者的眶额皮质、左背外侧前额叶皮质、右前运动皮质、左颞上回、苍白球外侧、海马等存在功能异常。目前推测大脑皮质 - 纹状体 - 丘脑 - 皮质（cortico-striatal-thalamo-cortical，CSTC）环路功能异常可能是强迫障碍的核心病理基础，从精神药理学的角度看，与该环路神经传导相关的 5-HT 能、DA 能及谷氨酸能系统失衡则成为抗强迫治疗药物的主要靶标，这项研究发现为强迫障碍的治疗药物提出新的研发思路和证据。

（四）认知

大部分健康的人都偶然体验过短暂的侵入性想法，多数只是转念一想的工夫，并无特别令人痛苦的感受。强迫障碍的强迫性思维往往是侵入性的、持续的、可引发焦虑的，患者对侵入性想法的解释通常是病理性的，容易导致患者出现特征性焦虑、抑郁和内疚感等，从而引起强迫行为。目前强迫障碍的心理模型提出，人们解释思维的方式是一个重要的维持因素，患有强迫障碍的人对其他人责任的重要性和意义持有更强的信念。同样，有证据表明，一些患有强迫症的人可能会有更多完美主义倾向，尽管没有证据表明这种倾向在强迫症的病因学中起着因果作用。越来越多的证据表明包括责任感、控制思维的需要和思维行为融合在内的一系列信念都可能对疾病的发展发挥作用。

强迫障碍与强迫型人格障碍（OCPD）有许多表面相似之处，一些理论认为 OCPD 是强迫障碍的前兆，或者这种人格特征与疾病之间存在一定的关系。从更广泛的意义上讲，长期存在的这些信念和相关行为可能在强迫症患者中被发现，并且可能被某些人视为个体性格的关键特征。

（五）家庭因素

家庭会以不同的方式和不同程度参与强迫障碍，有证据表明强迫障碍对家庭的影响有多种方式，例如担心、护理负担以及对于帮助强迫症患者的能力有限的困扰。强迫障碍对家庭生活的影响可能比其他焦虑症更大，在某些情况下，家庭成员参与仪式行为，在努力、时间和不安方面往往花费更多，家庭成员可能认为这种参与，包括回答问题和请求保证，将有助于强迫障碍患者或减少他们的痛苦，但往往这些妥协在某种程度上强化了患者的强迫症状。由于这种类型的参与往往最终是无益的，这也意味着家庭在某些方面陷入了困境中。

（六）社会文化因素

来自不同文化的研究揭示了相似的患病率，强迫和冲动的内容和形式表现出惊人的一致性。虽然强迫障碍的确切症状可能反映了社会文化因素，但没有一致的证据表明任何特定因素都有任何因果作用。因此，社会文化因素可能影响强迫症的表达。

对污染的关注也可能反映了社会对什么是清洁和什么是不清洁的看法，但个人的关注也可能具有高度特殊性，如果不了解个人的具体社会文化背景，几乎不可能确定什么是典型的文化认可行为以及由于强迫症的影响而导致的过度行为。因此，当专业人员遇到强迫障碍患者时，应考虑到社会文化因素的影响。在谈论卫生、性行为、亵渎等主题时，考虑到社会文化差异，必须极为谨慎，以便能够充分披露个人及其家人可能认为是隐私、尴尬或可耻的内容。

三、临　床　表　现

（一）症状

强迫障碍以强迫观念、强迫行为或两者并存为主要临床表现，常具有以下特点：①行为是患者自己的思维或冲动，而不是外界强加的；②必须至少有1种思想或动作仍在被患者徒劳地加以抵制，即使患者已不再对其他症状加以抵制；③实施动作的想法本身会令患者感到不快（单纯为缓解紧张或焦虑不视为真正意义上的愉快），但如果不实施就会产生极大的焦虑；④想法或冲动总是令人不快地反复出现。

强迫观念分为强迫思维、强迫情绪及强迫意向，是反复进入患者脑海中的思维、表象、情绪或意向。患者可以意识到这些思想、表象或意向对自己来说是没有现实意义的、不必要的，但摆脱不了而产生焦虑情绪。其思维内容多种多样，如反复怀疑门窗是否关紧、碰到脏的东西会不会得病、太阳为什么从东边升起西边落下、站在阳台上就有往下跳的冲动等。

　　强迫行为往往是为了减轻强迫思维产生的焦虑而不得不采取的行动,患者明知是不合理的,但不得不做。比如患者有怀疑门窗是否关紧的想法,相应地就会去反复检查门窗确保安全;碰到脏东西怕得病的患者就会反复洗手以保持干净。一些病程迁延的患者由于经常重复某些动作,久而久之形成某种程序。比如洗手时一定要从指尖开始洗,连续不断地洗到手腕,如果顺序反了或是中间被打断就要重新开始洗。

　　尽管在上述症状的描述中是将强迫观念和强迫行为分开的,但在患者身上往往可以发现强迫思维和强迫行为是同时存在的,纯强迫行为虽然在成人 OCD 患者中很少见,但在儿童患者中可观察到类似情况。强迫观念和强迫行为可呈现出某种内在的一致性,两者之间不但在内容上有可理解的联系,且在症状严重程度上也较一致。

(二)病程和预后

　　对于某些人来说,症状类型保持不变,但对于有些人,可能会随着时间的推移而发生变化,变化可能发生在同一症状类型中,例如不同类型的检查(特别是在短期内),也可能出现在不同的症状类型中,如清洗或检查。强迫症可能表现为急性、偶发或慢性病程,然而在患病近 50 年后,只有 20% 达到完全缓解,60% 继续出现明显症状,10% 没有显示出改善,10% 的人明显恶化。这些患者中有五分之一表现出早期持续改善,随后复发,即使在 20 年没有症状之后也是如此,这表明早期康复并不能消除晚期复发的可能性。间歇性、偶发性发病在疾病的早期阶段更为常见,并可能预测较好的结局,而慢性病程可能在晚年占主导地位;早期发病往往预测着更坏的临床结局,尤其是男性、社会适应能力差和早期慢性病程者。

四、药物治疗原则

　　强迫障碍治疗主要包括药物治疗、认知行为治疗以及其他物理或精神外科治疗。

(一)治疗目标

　　急性期的治疗目标包括最大限度地减少症状的发作频率和严重性,改善患者的日常社会功能和生活质量。长期治疗则需要根据疾病的严重程度和治疗状况,设定以下治疗目标层次:①临床治愈,消除强迫症状,促进社会功能的完全恢复。②将症状减轻到最轻程度,使症状对社会功能和生活质量的影响达到最小,如强迫症状中尤其是强迫动作,患者每天花费的时间少于 1 小时；强迫症状伴随的焦虑在可以耐受的范围内或几乎没有焦虑；能够带着"不确定感"生活；强迫障碍对日常生活的影响很小或几乎不造成痛苦；患者能够应对压力，防止症状有较大的波动。③对于部分难治性患者，最大限度地减少症状的发作频率和程度，提高生活质量和社会功能。

（二）治疗原则

1. 药物治疗应该提倡尽可能单一用药，足量、足疗程的原则　不同的 SSRI 具有各自的起始剂量及有效剂量，部分患者的起效时间可能大于 6 周，少数甚至 10~12 周后才起效。因此建议急性期治疗 10~12 周，维持期应至少 1~2 年。

2. 必要时采取联合用药　当 2 种 SSRI 足量、足疗程仍然无效时，才考虑联合用药。可选择抗精神病药作为增效治疗，但应注意部分增效药有导致或加重强迫症状的风险。

3. 建立有效的医患治疗联盟　强迫障碍是一种需要药物和心理协同治疗并长期治疗的疾病，治疗过程包括急性期治疗和维持期治疗，对患者治疗的依从性要求高，因此建立良好的医患治疗同盟是保证治疗计划的实施的基础。

4. 多种方法综合治疗　药物治疗和心理治疗均是强迫障碍的有效治疗方法。根据患者的临床症状特点、疾病严重程度、是否共患其他精神或躯体疾病及接受相应的治疗、既往治疗史、心理治疗方法的可及性、患者对治疗的意愿和经济承受能力以及患者的治疗现况等因素，为患者选择适宜的药物治疗、心理治疗或者药物联合心理治疗的策略。

5. 个体化治疗　根据患者的个体情况，如年龄、性别、病程、症状特征、既往病史、心理社会因素等，制订个体化的治疗方案。

6. 定期随访和评估　包括定期的全面精神状况检查，强迫障碍与共病的进展与严重度，患者安全性的风险度，疾病对患者功能和生活质量的影响，治疗的效应、不良反应及治疗依从性，治疗环境是否符合目前病情的严重程度，患者生存环境中的应激因素尤其是与强迫症状相关的应激因素，患者的压力应对方式等。

（三）药物治疗选择

建议 SSRI 用于强迫症的一线药物干预，而 SNRI、氯米帕明和其他抗抑郁药物是推荐的二线和三线治疗。

1. 一线药物　SSRI：来自随机对照试验和荟萃分析的证据支持在强迫症治疗中使用 SSRI，包括依地普仑、氟西汀、氟伏沙明、帕罗西汀和舍曲林（均为

1级）。在荟萃分析中SSRI的反应率通常是安慰剂的两倍,治疗组为40%-60%,安慰剂组仅为＜20%。SSRI之间的总反应率没有显著差异,在荟萃分析和头对头试验中,与氯米帕明相比,SSRI的氟西汀、氟伏沙明、帕罗西汀和舍曲林具有相似的疗效但耐受性更好。对症状维度的分析表明,对称性/囤积症状可能与对SSRI治疗的较差反应相关,而攻击性/宗教/性症状可能预示更好的结果,有研究认为对称性/囤积症状维度可能由多巴胺系统和5羟色胺系统的介导。

2. 二线药物　有充分的证据支持使用氯米帕明治疗强迫症(1级),氯米帕明具有与SSRI类似的功效,但SSRI通常具有更好的耐受性。副作用和安全性是氯米帕明的主要问题,因此建议作为二线选择,常见的不良反应包括抗胆碱能作用,如口干、便秘和视物模糊,以及尿潴留、直立性低血压、体重增加和镇静,更主要的安全问题是心律失常、癫痫发作、药物相互作用复杂和过量服用的毒性。

在随机对照试验中,西酞普兰比安慰剂更有效,但效果不如心理治疗(2级),其他作为增效治疗研究的数据支持西酞普兰治疗强迫症的疗效,然而鉴于其他SSRI有更强的证据,西酞普兰被指定为二线选择。关于在OCD中使用米氮平的RCT数据来自停药研究,该研究中继续使用米氮平与持续改善相关(2级);有一些证据支持使用文拉法辛XR治疗强迫症(2级),在RCT研究中,文拉法辛XR比安慰剂更有效,并且与帕罗西汀和氯米帕明一样有效;在RCT的双盲延伸试验中,帕罗西汀在治疗先前用抗抑郁药治疗的无应答者方面比文拉法辛更有效。

3. 三线药物　静脉注射西酞普兰(3级),以及度洛西汀、曲马多和反苯环丙胺(均为4级)在开放试验或病例报告中证明有效;在安慰剂对照试验中,事后分析表明苯乙肼可能对有对称性或其他非典型症状的患者有益。这些药物被推荐作为第三线选择,并且在一线和二线单一疗法和辅助治疗失败后可能对难治性患者有用。

4. 增效治疗　增效治疗通常用在对SSRI治疗反应不足的患者中,并且可以考虑用于有治疗抗性的OCD患者,一项荟萃分析显示,辅助药物的反应率是安慰剂的两倍,但这些反应率仍然很低(31.8% 对 13.6%)。对RCT的meta分析发现,在抗抑郁药中加入利培酮(和可能的喹硫平)可提高疗效但耐受性下降,而辅助奥氮平不能提高反应率。

(1)一线增效治疗:在随机对照试验中,辅助阿立哌唑显著高于安慰剂

（1级），并且可能与利培酮一样有效。其他开放研究数据也支持辅助阿立哌唑的有益作用。作为抵抗性强迫症的辅助治疗，利培酮比安慰剂（1级）更有效，并且与奥氮平和阿立哌唑整体有效率相当。与阿立哌唑相比，利培酮可以在强迫症中提供更大的改善，与氟哌啶醇相比，利培酮对于强迫症状的效果相近，对于冲动症状的效果略差，但耐受性较好。考虑到非典型抗精神病药的耐受性问题，这些数据强调了增强策略应该用于有治疗抗性OCD的患者。

（2）二线增效治疗：RCT证据表明辅助美金刚优于安慰剂（2级）。在难治性强迫症患者中作为辅助治疗可用的另一种选择是非典型抗精神病药喹硫平（1级）。来自小型随机对照试验的数据表明托吡酯可能是一种有用的辅助治疗方法，但数据相互矛盾（1级），与安慰剂相比，辅助托吡酯显著改善了耶鲁-布朗强迫症量表（Y-BOCS）的评分。

（3）三线增效治疗：建议将下面讨论的药物作为第三线增效治疗方案，因为有些数据表明它们可能对某些患者有用，但存在相互矛盾或不充分的证据，需要更强的数据。其他非典型抗精神病药已被评估为难治性强迫症患者的增效治疗，包括奥氮平（1级，相互矛盾）、氨磺必利（3级）和齐拉西酮（4级）。有2级证据支持在难治性强迫症患者中辅助使用氟哌啶醇，尽管它可能与辅助利培酮一样有效，但因为耐受性较差，仅是第三种选择。辅助抗惊厥药可能对某些难治性疾病患者有用，在一项小型随机对照试验中，与SSRI治疗相比，辅助拉莫三嗪改善了强迫和冲动症状（2级）；开放标签数据也表明辅助普瑞巴林可能有用（3级）。已被研究作为治疗抗性强迫症的辅助治疗的其他药物包括塞来昔布、格拉司琼、氯胺酮、昂丹司琼、N-乙酰半胱氨酸（均为2级）和利鲁唑（第3级），这些药物对难治性强迫症的临床经验很少，因此建议仅作为第三线辅助选择。吲哚洛尔增强的结果不一致，在一项小型RCT中有显著改善，但在其他随机或开放试验中没有显著改善（1级，相互矛盾）。在两项随机喹硫平对照试验中，辅助氯米帕明并未优于SSRI治疗（2级，阴性），临床经验表明，一些患者可能从辅助氯米帕明中获益，然而，由于药物与SSRI相互作用的风险，应监测血浆水平。

5. 不建议　氯硝西泮、可乐定和地昔帕明（均为2级，阴性）尚未证实有效，不推荐用于治疗强迫症；安非他酮和纳曲酮（均为3级，阴性）在这种疾病中似乎也没有效果；辅助丁螺环酮、氯硝西泮（2级，阴性）或锂（1级，阴性）未显示治疗OCD的功效；目前没有证据表明辅助加巴喷丁（3级，阴性）或米诺环素（4级，阴性）的疗效；在一项随机对照试验中，每周一次的辅助口服吗啡对 6 例 SSRI 试验失败的患者有效（2 级），但是由于其滥用可能性，一般不建议使用吗啡。

6. 维持药物治疗 长期治疗已在复发预防和自然随访研究中进行了评估。复发预防研究是将 SSRI 治疗的应答者随机分配至持续积极治疗或安慰剂的研究。六项复发预防研究的荟萃分析包括 951 名强迫症患者，发现复发率显著降低，连续 SSRI 治疗与安慰剂相比，6 至 12 个月复发的比值比为 0.38。在随机对照试验中，依他普仑、帕罗西汀、舍曲林和高剂量氟西汀已证实复发率降低。在 RCT 停药研究中，米氮平和氯米帕明与安慰剂相比，在约 6 至 12 个月内持续改善。其他数据支持氟西汀、氟伏沙明 XR 和舍曲林的长期疗效超过 6 至 24 个月。

7. 其他生物和替代疗法 生物疗法：生物疗法可能对那些对 CBT 没有反应和多次药物试验的强迫症患者有用。开放性试验表明，对于治疗难治性强迫症患者，rTMS 可能是一种有前景的辅助治疗，然而，对照试验的结果相互矛盾，一些试验发现有显著改善，其他试验得出结论 rTMS 对治疗抵抗性 OCD 无效（1 级，相互矛盾）。也有数据表明 rTMS 可能改善强迫症患者的共病抑郁症状。一些非常小样本的研究表明深部脑刺激可以改善多达三分之二的高度治疗难治性强迫症患者的症状和功能（4 级）。开放性试验表明，内囊切开术（3 级）或扣带切除术（3 级）可能有效减轻严重的难治性强迫症患者的症状，但这些治疗通常被认为是最后的策略。

第二节 抗强迫药的药学特点

目前强迫障碍的治疗主要使用 SSRI 和氯米帕明。

SSRI 类的氟西汀、帕罗西汀、舍曲林、氟伏沙明已被美国 FDA 与我国国家药品监督管理局批准用于强迫障碍的治疗，属于一线用药。二线治疗药物包括氯米帕明、SSRI 类药物西酞普兰和艾司西酞普兰。氯米帕明治疗强迫障碍的起始剂量为 25mg/d，常用目标剂量为 100~250mg/d，常用最大剂量为 250mg；由于其具有较强的部分拮抗 5-HT 再摄取的功能，导致耐受性较差，目前临床使用较少。SSRI 治疗强迫障碍的剂量与治疗抑郁的剂量相近，但也有难治性患者经常需要更大的剂量。SSRI 的适应证及用于强迫障碍治疗的剂量比较如表 6-1 和表 6-2 所示。

三线以及增效治疗药物包括第二代抗精神病药是最常用且增效作用确切

的药物，包括利培酮（0.5~6.0mg/d）、阿立哌唑（5~20mg/d）、氟哌啶醇（2~10mg/d）、奥氮平（2.5~10.0mg/d）、喹硫平（150~450mg/d）、齐拉西酮和帕利哌酮。研究表明抗精神病药有诱发强迫障碍的风险，其中关于氯氮平的研究较多，其诱发强迫症状的风险与剂量相关，因此不推荐氯氮平增效治疗强迫障碍；另外，奥氮平、阿立哌唑、帕利哌酮、利培酮和喹硫平也有诱发强迫症状的案例报道。因此，抗精神病药增效治疗期间应监测抗精神病药所致的不良反应，以及增效治疗期间潜在的药物相互作用。第二代抗精神病药及 SSRI 的相关药动学特点及药物相互作用请参考第二章及第四章。

表 6-1　SSRI 类抗抑郁药的 FDA 适应证比较

	氟西汀	帕罗西汀	氟伏沙明	舍曲林	西酞普兰	艾司西酞普兰
抑郁障碍	√	√		√	√	√
强迫障碍	√	√	√	√		
惊恐障碍	√	√		√		
社交焦虑		√		√		
创伤后应激障碍		√		√		
经前期紧张症				√		
广泛性焦虑障碍		√				√
儿童强迫障碍	≥7岁		≥8岁	≥6岁		
儿童抑郁障碍	≥8岁					
神经性贪食	√					
糖尿病外周神经痛	√					

表 6-2　SSRI 治疗强迫障碍的给药方案

药物	初始剂量	增加剂量	常用剂量	最大剂量
西酞普兰	10mg/d	每周 10mg 递增	20mg	40mg/d
艾司西酞普兰	5mg/d	每周 5mg 递增	10~20mg	20mg/d
舍曲林	50mg/d	每周 50mg 递增	200mg	200mg/d

续表

药物	初始剂量	增加剂量	常用剂量	最大剂量
氟西汀	20mg/d	每周 10mg 递增	40~60mg	80mg/d
氟伏沙明	50mg/d	每 4~7 天 50mg 递增	150~200mg	300mg/d
帕罗西汀	10mg/d	每周 10mg 递增	40~60mg	60mg/d

第三节 抗强迫药的药学监护要点

一、用药前评估

(一)建立治疗联盟

建立和维持强有力的治疗联盟非常重要,实现这一目标的步骤包括根据患者的需求和能力调整沟通方式,以可理解的术语解释症状,以及鼓励和安慰。OCD 特有的过度怀疑可能需要特殊的方法来建立联盟,包括让患者有更多的时间来考虑治疗决策和重复解释(需要限制次数)。在建立治疗联盟时,精神科医生还应该考虑患者的感受和行为,以及患者对治疗的期望。

(二)治疗情况评估

对患者的病史及治疗情况进行采集,了解可能的诱发因素,包括患者的个体素质或环境应激;帮助患者找出诱发疾病及可能恶化病情的环境应激;了解患者的治疗愿望和依从治疗的能力、强迫症状的特点及严重程度、共患精神障碍或躯体疾病及其治疗、有无自杀风险;评估监测病情变化和潜在的药物不良反应;完善基本的体格检查和实验室检查;开展患者及家庭治疗沟通,使患者或家庭对疾病有一定程度的了解,提高治疗依从性。

(三)安全性评估

治疗时应该评估患者和其他人的安全,包括评估患者自我伤害或自杀的可能性,因为患有强迫症或任何共病障碍终身病史的个体,其自杀未遂率高于一般人群中的个体。还应评估患者伤害他人的可能性,尽管在强迫症中没有报告过侵略性冲动或思想,当其他人干扰他们执行强迫性仪式时患者也很少采取暴力行为,询问患者过去的攻击性行为仍然很重要。害怕失去控制的强迫症患者可能会有广泛的回避以控制其症状,在极少数情况下,患有强迫症的人在其他人干扰强迫性仪式的表现时会变得痛苦和好斗。强迫症的症状有时可能与其他人有关，例如强迫症的症状会干扰养育，导致患者回避或忽视他或她的孩子、用漂白剂或其他有害物质不适当地"清洁"他们，或坚持过度且不适当的整洁。在这种情况下，医师可能需与未患病的父母或社会机构合作，以减轻强迫症状对患者孩子的影响。

（四）实验室检查

对患者开展体格检查及实验室检查以辅助进行治疗前评估，包括做甲状腺功能实验室检查，测定、水、电解质及酸碱平衡，测定用药前的肝、肾功能状况，检查心电图；必要时完善头颅磁共振、脑电图检查等。

二、用药中评估

（一）疗效评估

1. 确定治疗方案及随访频率　开始药物治疗后，应当制订患者在急性期治疗的访视频度，以监测患者对治疗的反应，采取个体化的剂量滴定策略，系统评估患者的症状严重程度、是否伴有躯体疾病、有无自杀风险及潜在的不良反应风险，确定患者的随访频率。

药物治疗初期，敏感个体可能会出现相关药物不良反应，主要表现为消化道症状如恶心、呕吐、食欲减退，或者中枢神经系统症状如焦虑、失眠。对于伴有焦虑症状的患者、对药物不良反应过度担心的患者以及老年患者，需要降低药物的起始剂量（如常规起始剂量的1/2），在系统评估的基础上更缓慢地滴定剂量，以减少治疗早期的不良反应。通常药物剂量滴定时间持续 2~4 周。强迫障碍药物治疗的疗效与剂量相关，患者往往需要较高的治疗剂量（常高于药物治疗抑郁障碍或其他焦虑障碍所用的剂量）并持续治疗足够时间，可获得显著的疗效。应当密切监测患者的不良反应，权衡获益和安全性风险后，选择适宜的治疗剂量。

2. 药物剂量　对于大多数患者，起始剂量通常是说明书的推荐剂量，担心药物副作用的患者可以在较低剂量下开始服药，大多数患者在开始服药后 4~6 周才会出现实质性改善，一些最终有反应的患者在 10~12 周内几乎没有任何改善。药物剂量可以在治疗的第一个月按说明书推荐的增量每周滴定，或者在开始药物治疗的 4 周内很少或没有症状改善时，可以每周或每两周增加剂量到耐受的最大值。在某些情况下，该最大剂量可能超过说明书建议的最大剂量，然后在该剂量下继续治疗试验至少 6 周。由于现有的试验数据表明较高的 SSRI 剂量会产生较高的反应率和较大程度的症状缓解,因此当治疗反应不充分时应考虑这些剂量。

对于对治疗反应很小且对药物耐受良好的患者,较高的剂量可能是合适的,如果处方剂量较高,应密切监测患者的副作用,包括 5- 羟色胺综合征。老年人药物治疗的经验表明,较低的药物起始剂量和渐进的剂量增加方法通常是可取的,应询问药物副作用并积极管理。管理药物副作用的有效策略包括逐步初始剂量滴定以减少胃肠道不适,加入睡眠促进药以减少失眠,适度剂量的莫达非尼以减少疲劳或困倦,以及使用低剂量抗胆碱能药物以减少出汗。通过减少剂量、等待症状缓解、在性活动之前尝试每周一次为期一天的"药物假期"、切换到另一种 SSRI,或添加安非他酮等药可以减少性功能障碍的副作用。

3. 起效时间和治疗时间　治疗强迫障碍药物的起效时间一般在治疗后的 4~6 周,有些甚至需要 10~12 周才起效,持续治疗 1 年后病情仍然持续改善。可通过快速滴定或者联合治疗加快起效而提高药物起效速度,但需要在评估的基础上平衡疗效和安全性,来选择适宜的方法。目前尚未确定 SSRI 治疗强迫障碍的疗效预测因素,因此强迫障碍患者急性期应当足量治疗 12 周以评价药物的疗效。

4. 减量停药　经过长期维持治疗病情保持痊愈的患者,停药后仍然有很高的复发风险(24%~89%),应当谨慎考虑停药。SSRI 和氯米帕明为非成瘾性药物,但突然停药或减量过快,可能会发生停药反应。需要停药的患者,应当仔细评估停药时机,并在密切监测症状波动和停药反应的基础上采取逐渐减量的策略,如每 1~2 个月减掉药物治疗剂量的 10%~25%。如果监测到症状波动,应加至原来的治疗剂量,延长维持治疗时间。如果出现停药反应,应加量至前一个剂量范围,延长治疗时间。再次减量时,以更缓慢的速度逐渐减量直至停药。有研究证据支持,停止 SSRI 治疗后,可以换为 CBT 进行长期治疗,可进一步降低复发风险。终止治疗前,需要考虑疾病严重程度、病程、既往发作次数、既往停药后的复发情况、是否还有残留症状以及目前的心理社会应激等。

(二)治疗过程监护

维持期的治疗目标:①使用急性期治疗药物及治疗剂量继续治疗,使症状进一步缓解,并防止已缓解的症状波动和恶化;②帮助患者找出诱发疾病及可能恶化病情的环境应激,为患者提供环境应激应对技能的支持,降低复发风险;③监测药物不良反应(5-HT 综合征、心血管系统不良反应、性功能障碍、体重增加、心肝肾功能损害等），权衡疗效与不良反应，调整药物剂量，提高治疗依从性；④促进患者的生活质量及社会功能持续改善，促进全面康复。其他实验室相关检查可详见第四章第三节抗抑郁药的药学监护要点。

三、不良反应监护及处理

（一）中枢神经系统不良反应

在治疗早期或剂量滴定时，主要表现为头痛、失眠、疲倦、焦虑不安和肌阵挛等，多数较轻微，且为自限性，随治疗可逐渐缓解；也可通过减慢剂量滴定速度或者短期服用镇静催眠药进行改善；使用高剂量的氯米帕明可诱发癫痫发作，因此在使用前应评估患者是否有其他诱发癫痫的病因，如果症状允许，可将药物减量，必要时可加用抗惊厥药对症处理。

（二）消化系统不良反应

多发生在治疗早期或剂量滴定过程中，多轻微，为自限性，通常在继续治疗2周内自行消失，小剂量起始治疗可以减少消化道症状的风险。

（三）心血管系统不良反应

多见于氯米帕明，表现为心律失常或直立性低血压，建议从小剂量起始，治疗过程中监测不良反应，必要时换药。

（四）抗胆碱能不良反应

多见于高剂量的氯米帕明治疗的患者或少数接受 SSRI 治疗的敏感患者，表现为口干、便秘、排尿困难或视物模糊，从小剂量起始，缓慢滴定剂量可以避免或减少发生。

（五）性功能障碍

可发生在治疗的各个时期，特别是长期维持治疗过程中，对患者治疗依从性的影响较大，目前没有有效的治疗药物。在保证疗效的前提下可以减量药物，保持最小有效剂量。如果患者病情不稳定，建议先观察，待症状缓解后，再减量药物；或者可间断性给药（由于氟西汀的半衰期较长，此方法不适用）。如果对患者造成的痛苦较大，可以考虑换为另一种 SSRI；或者加用一种对性功能不良反应较小的药物，如丁螺环酮或安非他酮。部分患者可逐渐耐受，未减轻并且感觉难以忍受的患者可加用小剂量的抗胆碱药如苯甲托品或米氮平等。

（六）其他不良反应

1. 5-HT 综合征　是神经系统 5-HT 功能亢进引起的一组症状和体征，可危及生命，多数因治疗药物、有意过量服药或意外过量服药的药物相互作用所致。其主要表现为自主神经功能改变、精神状态改变和神经肌肉异常的临床三联征。5-HT 综合征的预防和早期识别十分重要。应避免单胺氧化酶抑制剂（monoamine oxidase inhibitor, MAOI）与 SSRI、SNRI 或三环类抗抑郁药联合治疗。治疗包括去除诱发疾病的药物、支持治疗、使用苯二氮䓬类药物控制躁动。重度患者应给予经口气管插管、神经肌肉麻痹和化学镇静措施。

2. 撤药综合征　见于 SSRI 或 TCA 突然停药或减药过快，原因未明。相关危险因素包括患者的应激性事件、治疗依从性差以及曾对其他药物发生过停药反应，同时合并其他药物治疗以及酒精使用障碍等。几乎所有种类的抗抑郁药都有可能发生撤药综合征。撤药反应一般出现在停药后的 24~48 小时，通常在停药 5 天左右症状表现最严重，2~3 周后缓解。临床症状严重程度取决于之前的服药剂量和服药时间；大剂量、长期治疗，使用半衰期短的药物更易发生撤药反应。SSRI 中氟西汀的主要代谢产物去甲氟西汀的半衰期较长，撤药反应最少；帕罗西汀、氟伏沙明等的急性撤药反应较常见，且高于舍曲林、西酞普兰或艾司西酞普兰。大多数患者的症状表现为轻度，无须特殊治疗，一般 2~7 天症状可自行消失；或者恢复原来的治疗，在 2~3 个月（不同的药物）内更应缓慢减药。

3. 自杀　2004 年 FDA 签署一个黑框警示，要求美国所有生产上市抗抑郁药的厂商在药物说明书中加上黑框警示，即警告儿童和青少年抗抑郁药的使用与自杀意念和自杀行为的增加相关。2006 年又签署增加在 18~24 岁的成年早期患者中使用的黑框警示。对于这个黑框警示，确实有一些混淆因素影响对自杀行为的荟萃分析计算，尽管如此，FDA 还是在 2007 年将抗抑郁药致自杀风险升高警告的年龄上限提高至 25 岁，警示应当监测自伤或自杀想法或行为风险，尤其是在治疗初期以及增加用药剂量期间。这些警示在公众及媒体中引起了广泛的关注，并导致对抗抑郁药尤其是 SSRI 的安全性及其合理应用的诸多争论及质疑，特别是对于年轻患者。因此，在青少年和年轻成人中使用 SSRI 或氯米帕明时，对自杀的评估应该贯穿于整个治疗过程中。

4. 药物过量　强迫障碍患者以 SSRI 治疗为主，SSRI 和 SNRI 药物过量相对较安全，高剂量的文拉法辛可能会引起血压升高，心血管毒性显著大于SSRI。氯米帕明过量的毒性反应较大，尤其是对老年人和儿童，主要表现为神经系统、心血管系统和外周抗胆碱能症状（阿托品中毒症状），可诱发癫痫发作，严重过量时会出现呼吸抑制。药物过量以预防为主，对于有自杀风险的患者，医师应限制每次处方量，按时发放并监督患者服用。处理方法包括支持疗法和对症疗法。

5. 其他　SSRI 可能与服用非甾体抗炎药的患者术中失血有关，并且与氯米帕明一起可能与麻醉药和阿片类止痛药存在相互作用。患者需要告知他们的外科医生和麻醉师是否正在服用 SSRI。

四、特殊人群的药物治疗

（一）儿童和青少年

治疗可有效减少儿童和青少年强迫障碍的仪式行为。与强迫障碍成人的治疗相似，CBT 是治疗儿童强迫障碍的有效的一线方法，在儿童和青少年中，治疗通常应从 CBT 开始，或者与心理治疗和 SSRI 相结合。主要由暴露反应预防治疗组成的认知 - 行为方法已被证明对儿童有效，可能有效减少儿童和青少年强迫症的仪式行为。家庭参与进行行为观察和报告是这种治疗成功的关键因素。在最近一项基于证据的儿童强迫障碍治疗的荟萃分析中，以家庭为中心的个体 CBT 被标记为"可能有效"，并将其确立为对强迫障碍青年人进行心理社会治疗的主要方法之一。经过 1~2 年的治疗，患儿可以学习强迫的性质，并懂得应对的方法。虽然年轻人群中强迫障碍的原因涉及从大脑异常到心理层面，但是欺凌和创伤性、家族性死亡等生活压力也可能导致儿童强迫障碍的发生，承认这些压力因素可以在这种疾病的治疗中发挥作用。FDA 批准可以用于治疗儿童强迫障碍的药物（排序按照 FDA 批准强迫障碍适应证的时间顺序）包括舍曲林（≥ 6 岁）、氟西汀（≥ 8 岁）、氟伏沙明（≥ 8 岁）和氯米帕明（≥ 10 岁）。我国国家药品监督管理局批准的包括舍曲林（≥ 6 岁）、氟伏沙明（除强迫障碍外不应用于 18 岁以下的儿童）和氯米帕明（5 岁以下的儿童无相关资料）。

在 SSRI 治疗患有强迫症的儿童和青少年时，建议进行谨慎和频繁的临床监测，因为 SSRI 可能会增加自杀意念或行为。然而，使用 SSRI 治疗患有强迫症或严重抑郁症的儿童和青少年可能是必要的。

（二）妊娠期和哺乳期女性

医师、药师应了解常用精神障碍药物的生殖安全性，在治疗时综合考虑，既要考虑强迫障碍对母亲、胎儿、家庭的影响，又要评价药物对胎儿、母亲的潜在影响。抗强迫药在不同程度上都能透过胎盘，对胎儿产生的影响目前尚不明确，因此在美国没有一种抗强迫药通过 FDA 的批准可用于孕妇。抗强迫药对胎儿的影响首先是这些药物可能导致的胎儿器官畸形和发育畸形。

对于希望怀孕、已经怀孕和母乳喂养的患者应考虑单独使用 CBT。决定在怀孕或哺乳期间是否开始或停止使用精神药物需要在没有完整信息的情况下进行风险 - 效益评估。由于母亲的健康会影响怀孕结果和产后婴儿护理，因此无论是开始还是停止药物治疗，都会对胎儿、婴儿和母亲的健康产生风险。因为强迫症患者通常非常焦虑，反复怀疑，并且可能有完美主义或需要确定性，帮助患者及其重要的家人做出明智的决定可能需要很多时间。

据报道，在怀孕的强迫症患者中，有 13%~39% 的孕妇持续出现强迫症状；先前存在的强迫症的严重程度通常不受怀孕的影响，但在怀孕的强迫症患者中，其症状 8%~17% 恶化，14% 有所改善。现有数据表明，接触 TCA、氟西汀、氟伏沙明、帕罗西汀或舍曲林不会增加宫内死亡率。SSRI 暴露是否会降低出生体重或增加早产率尚不清楚，然而，FDA 已确定在怀孕的前三个月接触帕罗西汀可能会增加先天性畸形，特别是心脏畸形的风险。

新生儿行为综合征包括中枢神经系统、运动、呼吸和胃肠道症状，可能发生于妊娠晚期暴露于 SSRI 的新生儿。虽然有必要对 SSRI 暴露的新生儿进行监测，但这种综合征通常较轻微，可通过支持性护理进行控制，并在 2 周龄时消失。一些证据还表明，当患者在妊娠晚期接受 SSRI 时，新生儿持续性肺动脉高压的可能性增加。由于当药物逐渐减少时，OCD 症状的严重程度可能不会迅速增加，因此可以考虑在怀孕的最后几周逐渐减少患者的 SSRI 剂量。

关于整个孕期暴露于 TCA 或 SSRI 的长期影响的有限数据并未表明 15~71 个月认知功能、语言、气质或一般行为异常的风险升高。此外，有研究发现在不同的时间和不同的持续时间内，子宫内暴露于 TCA、氟西汀、舍曲林或帕罗西汀时，未发现 2 岁以下发育迟缓的证据。

在怀孕期间给予第一代抗精神病药，尤其是三氟拉嗪和奋乃静的相对安全性得到了大型数据库的支持。关于第二代抗精神病药的数据仅包括病例报告等。苯二氮䓬显然与体细胞畸形的显著风险无关，但由于报道相互矛盾，神经行为影响的风险尚不清楚，评价者建议在可能的情况下在分娩前逐渐减量使用这些药物，并使用苯二氮䓬类药物（即氯硝西泮）或胎儿积聚潜力较小的药物（劳拉西泮和奥沙西泮）。

关于母乳喂养期间母体 SSRI 摄入对婴儿的影响的现有数据仅来自几百名婴儿，数据表明显著影响的风险非常低，可能有呼吸抑制、张力减退、喂养不良、易怒和无法控制的哭泣。没有关于暴露的长期不良反应的报告，但是在没有大型对照试验或观察性研究的情况下，仍然需要谨慎。美国儿科学会药物委员会建议应告知母亲其婴儿接触母体药物的可能性。关于如何最好地测量婴儿暴露没有共识，但似乎舍曲林和帕罗西汀产生可检测或升高的婴儿血浆药物水平可能性较小。

（三）老年患者

老年人其他精神疾病的药物治疗经验表明，高龄可能影响药物吸收，血浆中游离药物浓度，脂溶性药物的分布量（导致半衰期延长）和肾排泄率。在该年龄组中，较低的起始剂量的药物和更加渐进的剂量增加方法通常是可取的。尽管肝脏 CYP 酶活性不随年龄增长而逐渐减少，但肝脏质量或血流量的减少可导致药物代谢率降低，例如，老年人肝血流量减少与 CYP3A4 代谢的药物（例如阿普唑仑、三唑仑、舍曲林和米氮平）的清除速度较慢有关。老年患者对药物不良反应也可能更敏感，特别是老年患者对三环类药物如氯米帕明和抗精神病药的抗胆碱能作用更敏感。

由于老年患者对镇静、心血管系统不良反应、自主神经系统不良反应和体重增加这些不良反应类型较敏感，可选择心理治疗，如 ERP 效果较明显。药物治疗需要考虑的因素包括药物的抗胆碱能敏感性、直立性低血压的风险和心电图改变。SSRI 是一线治疗药物，医师需要根据患者的躯体情况选择药物类型和调整药物剂量。氯米帕明因其不良反应而在老年人的应用中受到限制。使用药物治疗的一般规则是起始剂量通常为成人剂量的 1/2（甚至更低），并以较慢的速度增加药物剂量。SSRI 可能会恶化帕金森病的运动症状（主要是锥体外系综合征）和非运动症状（如焦虑、失眠）；还要关注心动过缓、高血压、低钠血症、出血与皮下瘀斑（可能影响血小板聚集）、恶心、腹泻、便秘、排尿改变；高剂量的西酞普兰和艾司西酞普兰可能导致 Q-T 间期延长。老龄伴随的血流灌注、人体结构成分、肝脏代谢、蛋白结合以及肾功能的变化，可能影响药物的吸收、游离药物的血浆浓度、脂溶性药物的分布容积（导致半衰期增加）以及肾清除率，监护时应注意。因躯体疾病治疗，多种药物相互作用的风险增加；舍曲林因与其他药物间相互作用的风险较低，可优先考虑。有病例报道伴有抑郁症状或共患抑郁障碍的强迫障碍患者使用电抽搐治疗有效。

（四）难治性强迫障碍

难治性强迫障碍是指经过至少 3 种足剂量和足疗程的抗强迫药，其中 1 种为氯米帕明，联合至少 2 种第二代抗精神病药作为增效剂，并且在使用足剂量抗抑郁药治疗的同时进行 CBT 3 个月，以上所有治疗中均无明显效果的患者。

对于难治性强迫障碍患者,首先务必要重新确定诊断是否正确,评估影响治疗的躯体疾病和精神障碍共病状况、患者对治疗的依从性如何、是否存在社会心理压力、家庭成员对症状的影响、药物耐受性、是否足量和足疗程、是否做过系统的心理治疗等。推荐采用以下方案治疗难治性强迫障碍:换用高剂量的 SSRI、尝试其他新型药物、联合用药、加强心理治疗。

(五)共病其他障碍的处理

1. 抽动障碍　在无慢性多发性抽动综合征的情况下共病慢性运动抽动已被证明可降低对氟伏沙明的反应,但不会降低对氯米帕明的反应;对 SSRI 无反应并且同时发生抽动的强迫症患者可以从抗精神病药的添加中受益;与慢性多发性抽动综合征共同发生的强迫症可以用 SSRI 治疗,当一次或两次充分的 SSRI 治疗后无法应答时,以低至中等剂量添加第一代(典型)或第二代(非典型)抗精神病药可改善这两种疾病。

2. 抑郁　应用美国精神病学会有关重症抑郁症患者治疗实践的指南中概述的治疗策略是合理的,包括使用有效治疗抑郁症的心理治疗(人际心理治疗、CBT 或短期心理动力学治疗)、增加 SSRI 剂量、从另一个类别添加抗抑郁药、添加增效剂,或者对于严重的患者,使用 ECT 治疗抵抗或有自杀的抑郁患者。严重抑郁症明显干扰 CBT 疗效,因此,在 CBT 之前或期间使用抗抑郁药,特别是 SSRI,治疗共同发生的严重抑郁症可能是有用的。

3. 双相障碍　治疗患有强迫症和双相情感障碍的患者应该包括在开始用可能诱发或加剧轻躁狂或躁狂症的药物(例如 SSRI)之前实现情绪稳定。稳定双相情感障碍可能需要联合使用药物,包括锂盐、抗惊厥药和第二代抗精神病药。在双相伴 OCD 患者中,SSRI 导致轻度躁狂或躁狂的可能似乎较氯米帕明低。当考虑将氯米帕明、氟西汀、氟伏沙明、帕罗西汀或舍曲林与这些药物联合使用时,应仔细考虑潜在的药物相互作用。

发作性强迫症的特点是症状严重程度明显不同,与 OCD 治疗无关,似乎在双相情感障碍的 OCD 患者中更为常见。因此,偶发性强迫症的病史应该会引起精神科医师怀疑可能存在共同发生的双相情感障碍。也许由于共病发生的双相情感障碍,患有偶发性强迫症的患者似乎更容易患有酒精滥用或依赖、恐惧症和广场恐怖症,也需要相应治疗。

4. 焦虑障碍　当存在共病的恐惧症或惊恐发作时,SSRI 治疗应在低剂量开始,剂量应在数周内缓慢滴定,以避免引发或加剧惊恐发作。或者医师可以在第一个月左右以常用剂量联合使用苯二氮䓬类开始 SSRI，然后在数周内尝试逐渐减量使用苯二氮䓬类药物。共病社交恐惧症可能会对用于治疗患者强迫症的 SSRI 做出反应。大型双盲安慰剂对照研究支持依他普仑、氟西汀、氟伏沙明、帕罗西汀、舍曲林、文拉法辛和氯硝西泮治疗社交恐惧症。苯乙肼虽然有效，但不能与 SSRI 联合使用，因为该组合可能引起 5- 羟色胺综合征。对照试验表明社交恐惧症也对认知行为疗法有反应。

5. 精神分裂症 精神分裂症患者共病的强迫症时点和终身患病率均升高，在共病精神分裂症的患者中，强迫或冲动症状可能独立存在，甚至可能被第二代抗精神病药恶化，抗精神病药应合理进行选择，尤其是第二代抗精神病药，要注意药物诱发强迫症状的可能，氯氮平是第二代抗精神病药，最常被报道会加剧强迫症状，然而病例报告也描述了利培酮、喹硫平和奥氮平的这种作用。

6. 其他躯体疾病 当精神科医师为强迫症选择药物疗法时，必须考虑共同出现的医疗情况和用于治疗它们的任何药物，特别是必须审查肾脏和肝脏疾病对药物代谢的影响以及药动学和药效学药物相互作用的可能性。SSRI 在以下患者中有一定优势：因为癫痫风险较低，在癫痫患者中，SSRI 优于氯米帕明；由于相对心血管安全性，患有心律失常、充血性心力衰竭或血压异常的患者；超重的患者，因为刺激食欲的可能性较小。精神科医师应该了解 SSRI 与心动过缓、高血压、低钠血症、出血、容易瘀伤、恶心、腹泻、便秘、排尿变化、锥体外系症状等这些可能与躯体症状相混淆的症状。SSRI 可用于服用曲坦类药物的偏头痛患者，此外，它们也可用于帕金森病患者，尽管有一些孤立的病例报告显示可能会出现运动功能恶化。在患有糖尿病的患者中，重要的是选择最不影响葡萄糖代谢和食欲的第二代抗精神病药（例如阿立哌唑和齐拉西酮）。在所有情况下，均应审查患者的医疗情况和精神药物之间相互作用的可能性。

（六）其他影响因素

性别似乎不会影响强迫症治疗的反应性，然而，男性和女性的精神药物代谢可能不同。此外，据报道从 20%~42% 的女性，强迫症的经前期恶化可能会明显影响治疗反应。

药物遗传学特征可能对治疗结果和对 SSRI 的不良反应有影响，神经递质转运蛋白和受体基因型的差异也可能预测治疗反应。此外精神药物的细胞色素 P450（CYP）缓慢、正常、广泛和超快速代谢的差异，以及因此对不良事件发生率的药动学影响与种族相关。例如数据表明，13%~23% 的亚洲人是 CYP2C19 慢代谢者，而白种人为 2%~5%，因此这些个体应该接受较低（约 60%）的氯米帕明平均治疗剂量。CYP2D6 不良代谢者可能需要较低剂量的帕罗西汀，帕罗西汀既是抑制剂又是该酶的底物，将来通过基因芯片等方法识别 CYP 基因型可能有助于预测不良反应和与代谢相关的治疗失败。

第四节　案　　例

案例分析

案例：患者，女，23 岁，情绪低落、兴趣减退、睡眠差、易激惹、易哭、被害感 7 个月余。院外常规服用药物舍曲林 100mg q.d.、马来酸氟伏沙明 100mg q.n.、阿立哌唑 5mg q.d.、地西泮 2.5mg q.n.。近期因工作自觉压力过大，无法继续工作后又入院进行治疗。入院后治疗方案逐步调整为舍曲林 200mg q.d.、马来酸氟伏沙明 200mg q.n.、地西泮 2.5mg b.i.d.。调整用药后 7 天查精神科药物浓度提示：舍曲林 203.6ng/ml ↑（10~150ng/ml）、氟伏沙明 228.0ng/ml（60~230ng/ml）、阿立哌唑 145.0ng/ml ↓（150~500ng/ml）。调整方案后患者强迫症状有所好转，但仍然睡眠差，且患者出现疑似药物相关不良反应如手抖、失眠，不能排除 5-HT 综合征不良反应的相关症状。

分析：①阿立哌唑的半衰期为 75 小时，达稳态需 14 天；可能调整剂量期间暂时未达稳态，因此血药浓度偏低。②舍曲林体内血药浓度的个体差异大，且联合另一种 5-HT 再摄取抑制剂使用且均为较高剂量时容易引起 5-HT 综合征，相关的失眠、手抖症状容易与疾病本身相混淆。③建议适当降低舍曲林的剂量为 150mg q.d.，继续治疗。7 天后复查血药浓度并注意观察临床不良反应。

转归：1 周后复查血药浓度提示舍曲林 149.5ng/ml、氟伏沙明 212.0ng/ml（60~230ng/ml）、阿立哌唑 162.0ng/ml（150~500ng/ml），恢复到正常范围。患者的精神情绪经治疗有所好转，失眠及手抖等不良反应症状消失，出院带药，定期复诊。

（程宇琪　周　琼　柳汝明　李　娟　何　瑾）

第七章　注意缺陷多动障碍药物治疗的药学监护

第一节　注意缺陷多动障碍

一、概　　述

注意缺陷多动障碍（attention deficit hyperactivity disorder，ADHD）是儿童和青少年常见的神经行为障碍。本病在儿童时期的主要特征表现是普遍的注意力缺陷和过度活跃、冲动行为，产生对患儿家庭、学业的消极影响。高达 15%~60% 的患儿病情会持续至成人，导致社会功能受损、反社会行为等。ADHD 是一种慢性、终身性疾病，其治疗应基于多模式治疗，结合社会心理干预和药物治疗。关于 ADHD 治疗的国际指导原则已达成共识，建议将中枢神经兴奋剂作为一线治疗药物，有证据表明其对 80% 的儿童有效。托莫西汀初期疗效稍弱于中枢神经兴奋剂，也是推荐用药。

二、病因与发病机制

ADHD 的病因错综复杂，受遗传、神经递质、营养、心理及社会环境等多种因素影响，具体机制尚未明确，但基本共识认为是遗传与环境共同引起的一种复杂疾病。

（一）遗传

本病具有家族聚集现象，患者双亲的患病率为 20%，一级亲属的患病率为 10.9%，二级亲属的患病率为 4.5%。单卵双生子的同病率为 51%~64%，双卵双生子的同病率为 33%。寄养子人群的研究发现患者血缘亲属的患病率高于寄养亲属的患病率，遗传度平均为 0.76。

（二）神经递质

研究发现 ADHD 与多巴胺及去甲肾上腺素系统功能调节异常有关，研究发现,对于注意缺陷多动障碍有效的药物如中枢兴奋药,可拮抗多巴胺转运体,抑制突触前膜对递质的再摄取,提高突触间隙的递质浓度,这可能是其发挥疗效的机制之一。另外,去甲肾上腺素在调节包括注意及警觉在内的高级皮质功能中的重要作用是病理生理学及精神障碍治疗中最早受到重视的神经递质之一。去甲肾上腺素失调有可能是注意缺陷多动障碍的病理机制的重要组成部分。

(三)神经解剖和神经生理

磁共振成像发现,患者的额叶发育异常和双侧尾状核头端不对称、白质纤维的完整性异常、白质过度发育和灰质结构异常。功能磁共振成像研究显示,苍白球和海马在任务态的异常正激活导致 ADHD 儿童的执行功能受损,此异常都可能与 ADHD 有关。正电子发射断层成像研究发现,患者运动前区及前额叶皮质的灌流量减少,推测其代谢率降低,而这些脑区与中枢对注意和运动的控制有关。脑电图显示慢波增多、快波减少,在额叶导联最为明显。提示本病患儿存在中枢神经系统成熟延迟或大脑皮质的觉醒不足。

(四)发育异常

患者的母亲妊娠期或围生期并发症多,患者幼年期则有动作不协调、语言发育延迟等问题。

(五)家庭和心理社会因素

父母关系不和,家庭破裂,教养方式不当,父母性格不良,母亲患抑郁障碍或分离(转换)性障碍,父亲有反社会行为或物质成瘾,家庭经济困难,住房拥挤,童年与父母分离、受虐待,学校的教育方法不当以及社会风气不良等不良因素均可能增加患病的危险性或作为发病诱因、症状持续的原因。

三、临 床 表 现

ADHD 的临床表现症状多样,并常因年龄、所处的环境和周围人对待态度的不同而有所不同。

1. 注意障碍 是本病的最主要的症状。表现在听课、做作业或其他活动时注意难以持久,容易因外界刺激而分心,或常常不断从一种活动转向另一种活动。患者在活动中不能注意到细节,经常因为粗心发生错误。在与成人交谈时心不在焉,似听非听。经常有意回避或不愿意从事需要较长时间的持续集中精力的活动如课堂作业或家庭作业,也不能按时完成这些作业或指定的其他任务。患者平时容易丢三落四,经常遗失玩具、学习用具或其他随身物品,忘记日常的活动安排。

2. 活动过多和冲动　患者经常显得很不安宁,小动作多,在座位上扭来扭去,在教室或其他要求安静的场合擅自离开座位,到处乱跑或攀爬,难以从事安静的活动或游戏,仿佛精力特别旺盛。在采取行动前缺乏思考、不顾及后果、凭一时兴趣行事,为此常与同伴发生打斗或纠纷,造成不良后果。在任何场合说话特别多,在别人讲话时插嘴或打断别人的谈话,在老师的问题尚未说完时便迫不及待地抢先回答,也会轻率地去扰乱同伴的游戏,或不能耐心地排队等候。情绪不稳定,容易过度兴奋,也容易因受挫折而情绪低沉或出现反抗和攻击性行为。要求必须立即满足,否则就哭闹、发脾气。

3. 学习困难　因为注意缺陷和多动症状影响患者在课堂上的听课效果、完成作业的速度和质量,致使学业成绩低于其智力所应该达到的水平。

4. 神经和精神发育异常　患者的精细动作、协调运动、空间位置觉等发育较差,如翻手、对指运动、系鞋带和扣纽扣都不灵便,左右分辨也困难。少数患者伴有语言发育延迟、语言表达能力差等问题。智力测验显示部分患者智商偏低,言语智商高于操作智商,注意集中分量表得分较低。此外,患者常共患其他精神障碍,包括共患品行障碍、焦虑障碍、抽动障碍、心境障碍。

四、药物治疗原则

(一)药物治疗原则

1. 根据患儿的年龄、身体状况、临床表现症状以及既往治疗史,综合考虑。

2. 个体化用药原则,从小剂量开始,逐渐加量,以达到最佳疗效和最小不良反应的剂量进行维持治疗。

3. 在治疗过程中,采用科学的方法评定药物的疗效。

4. 监测可能出现的不良反应,制订恰当的处理措施。

(二)药物治疗策略

主管医师、药师、家长、患儿与学校老师合作,明确恰当的治疗目标以指导治疗。

ADHD 的主要症状可能导致患儿在学校或社会表现出多个方面的相关功能障碍,治疗的首要目标应该是功能最佳化。理想的结果包括:

1. 改善与家长、兄弟姐妹、老师和小伙伴间的关系。

2. 减少破坏性行为。

3. 提高学习成绩，尤其是有效时间内完成学业任务的准确性。

4. 增加自我照顾或完成家庭作业的独立性。

5. 改善自尊。

6. 提高生活安全性，如过街或骑自行车等。

确定治疗目标的过程需要家长、患儿与老师，适当时还包括其他相关人员的共同参与。构建治疗方案的先决条件是他们应该就至少 3~6 个关键目标和期望的改变达成一致。当然，治疗目标应该是能实现的、可达到的和可评估的。治疗和监测改变的方法随治疗目标而改变。

第二节　中枢兴奋药的药学特点及药学监护要点

一、药学特点

（一）药理作用机制

中枢兴奋药（哌甲酯、苯丙胺）能减少注意力不集中和多动 / 冲动的症状。其中，苯丙胺是最早用于治疗注意缺陷多动障碍（ADHD）的中枢兴奋药。

哌甲酯是哌啶衍生物，为外消旋体，右旋异构体比左旋异构体更具药理活性。其确切的作用机制尚不明确，目前被认为可通过拮抗去甲肾上腺素和多巴胺的再摄取以及促进它们的释放，从而提高去甲肾上腺素特别是多巴胺的活性；通过增强特定脑区（如背侧额前皮质）的多巴胺和去甲肾上腺素的活性，提高注意力、专注性、执行功能和觉醒水平；通过增强其他脑区（如基底核）的多巴胺活性而改善多动；通过增强其他脑区（如内侧额前皮质、海马）的多巴胺和去甲肾上腺素而改善抑郁、疲劳和思睡。

苯丙胺是一种间接作用的拟交感神经药，作用较哌甲酯强，药理作用具有立体选择性，左旋异构体的心血管作用较强，右旋体则中枢兴奋作用较左旋体强 3~4 倍。其作用机制尚未完全清楚，多数学者认为其机制与哌甲酯相似，主要为促进多巴胺的释放、抑制再摄取，从而增加突触间隙多巴胺等神经递质的浓度来起到治疗作用。也有研究表明，其机制与哌甲酯不同，哌甲酯主要促进突触前膜已存储的多巴胺的释放，而苯丙胺则可能主要选择突触前膜新合成的多巴胺，并促进其释放。

（二）药动学特点

1. 哌甲酯　常规剂量如下：

（1）在服用长效哌甲酯之前，应首先给患儿使用速释哌甲酯经验性治疗，明确最佳剂量及未显示出严重不良反应的剂量后，可以换用哌甲酯控释制剂。

（2）速释哌甲酯：初始剂量为 5mg/ 次，每天 2 次；约每隔 1 周调整 1 次剂量，增量范围为 5~10mg，每日最大剂量为 40mg。

（3）控释哌甲酯：①未用本药治疗或正在使用其他兴奋药治疗的儿童 18mg/ 次，1 次 /d。②使用本药其他制剂改用控释片治疗时，对于正在接受剂量为 5mg/ 次，2~3 次 /d 速释片或 20mg 缓释片治疗的儿童，控释片的推荐剂量为 18mg/ 次，1 次 /d；对于正在接受剂量为 10mg/ 次，2~3 次 /d 速释片或 40mg 缓释片治疗的儿童，控释片的推荐剂量为 36mg/ 次，1 次 /d。此后，可根据患者的病情约每周调整剂量 1 次，每次增加 18mg，直至达最大剂量 54mg，每日 1 次，晨服。

口服哌甲酯有肝脏首关效应，速释剂的达峰时间为 0.3~4 小时，控释剂的达峰时间为 6~8 小时。哌甲酯血浆蛋白结合率低，在肝脏通过去酯化作用代谢为 α- 苯基 - 哌啶乙酸（几乎无药理活性），主要以代谢产物随尿排出，少量随粪便排出，所以认为肾功能不全对其药动学几乎无影响。成人的平均半衰期为 3.5 小时（1.3~7.7 小时），儿童的平均半衰期为 2.5 小时（1.5~5 小时）。口服药物的 70% 在 24 小时内排出体外，重复给药无蓄积。

透皮贴剂的首关效应不明显，因此会增加哌甲酯的浓度，与口服制剂相比，代谢产物的浓度降低。高脂早餐后服用本品，药动学或药效学均无改变。无论在餐前或餐后服用均未发现吸收下降的现象。

肾功能不全患者不需调整剂量；中至重度肝功能不全患者应适当减量。

哌甲酯能否分泌到人类乳汁中尚未知，但推测所有精神活性药物都能分泌至乳汁中，因此成人 ADHD 患者，在哺乳期建议停药或者服药期间采用奶粉喂养。妊娠期使用哌甲酯可能导致新生儿出现撤药反应，应权衡利弊后使用。

过量使用时的症状和体征主要来自中枢神经过度兴奋和过度的拟交感神经作用，包括呕吐、激越、震颤、反射亢进、肌肉抽动、惊厥（可能导致昏迷）、欣快、混乱、幻觉、谵语、出汗、面部潮红、头痛、高热、心动过速、心悸、心律失常、高血压、散瞳症以及黏膜干燥。

2. 苯丙胺　常规剂量如下：

（1）3~5 岁的儿童：推荐起始剂量为 2.5mg/d，清晨口服；剂量可每周增加

2.5mg，但日最大剂量不应超过 0.5mg/kg（最大剂量为 40mg/d）。

（2）6 岁及 6 岁以上的儿童：苯丙胺或右旋苯丙胺缓释胶囊的初始剂量为 10mg，清晨顿服；剂量可每周增加 10mg，最大剂量为 30mg/d，顿服。苯丙胺即释剂型的推荐剂量为 5mg，一日 1~2 次；剂量可每周增加 5mg，通常不超过 40mg/d。为避免失眠，用药不宜迟于 16 时，不宜睡前用。

口服易被胃肠道吸收，经肝脏代谢，随酸性尿排出，碱性尿排出较缓慢。成人的半衰期为 10~12 小时，儿童的半衰期为 6~8 小时。

肾功能不全患者不需要调整剂量；肝功能不全患者谨慎使用。

苯丙胺能泌入乳汁中，因此哺乳期建议停药或者服药期间采用奶粉喂养。妊娠期使用苯丙胺可能导致新生儿出现戒断症状，应权衡利弊后使用。

用餐时服用可能导致血药浓度达峰时间延迟 2~3 小时。

过量使用时的中枢效应包括偏执性精神病、头痛、咬牙、肌紧张、腱反射增强、震颤、共济失调、抽搐、昏迷和死亡；外周效应主要是交感神经兴奋，包括高热和大汗、瞳孔散大、心动过速、心律失常、高血压、胃肠蠕动减少、便秘、尿潴留、震颤和皮肤发冷。开始时心动过速可增加心排血量，待血压升高后心排血量随之减少；心律失常较多为阵发性房性心动过速和室性期前收缩；高血压可致颅内出血、坏死性脉管炎和猝死。

（三）药物相互作用

中枢兴奋药的药物相互作用见表 7-1。

表 7-1　中枢兴奋药的药物相互作用

哌甲酯	苯丙胺
1. 与抗癫痫药、抗凝药及保泰松合用，可使本药的血药浓度升高，出现毒性反应。	1. 与碱化尿液的药物（如碳酸酐酶抑制剂、碳酸氢钠等抑酸药）合用，本药的排泄可减慢，作用增强。
2. 可能抑制香豆素类抗凝药、抗惊厥药（如苯巴比妥、苯妥英、扑米酮）和抗抑郁药（三环类和选择性 5- 羟色胺再摄取抑制剂）的代谢，合用时应减少后者的剂量或监测血药浓度（与香豆素类抗凝药合用应监测凝血时间）。	2. 胃肠制酸药（胍乙啶、利血平、谷氨酸、维生素 C、果汁等）和泌尿系统制酸药（氯化铵、磷酸钠）可降低本药的血药浓度，使作用减弱。
3. 可增强抗 M 胆碱药的药效。	3. 吸入全麻药（如氟烷、环丙烷等）能加强本药对心肌的作用，导致室性心律失常。
4. 与可乐定合用可发生严重的不良反应，但因果关系尚不明确	4. 与 β 肾上腺素受体拮抗药合用时，升压作用强，且常出现严重的心动过缓，甚至

续表

哌甲酯	苯丙胺
	伴发房室传导阻滞。
	5. 与甲状腺素合用,两者皆增效。对于冠心病患者,本药可使甲状腺素引起的冠状动脉供血不足更严重。
	6. 能延长苯巴比妥和苯妥英等自胃肠道吸收的时间,勿合用。
	7. 与洋地黄毒苷、左旋多巴合用,心律失常的发生率增加。
	8. 能使血糖升高,糖尿病患者使用胰岛素及其他降糖药时,剂量需调整

二、药学监护要点

(一)用药前评估

对患者进行用药前评估的目的是评价患者的病情和基本身体状况,以及病情的严重程度;掌握病程特点;了解症状对患者社会功能所造成的影响;探询社会、心理或躯体因素,为制订适合的治疗方案提供依据。

1. 首次诊疗评估

(1)父母访谈:儿童的生长发育史:母亲的孕产史;儿童的成长史,症状出现时期的主要表现;学校、同伴、家庭关系方面的损害。

(2)家族史:家族中是否有人患有注意缺陷多动障碍、抽动症、品行障碍、人格障碍、发育障碍。

(3)对儿童的诊断评估:观察 ADHD 患儿的症状表现,包括对立、违抗、敌意、抑郁、焦虑、强迫、言语思维;精细与粗大运动协调能力、抽动、刻板、癖好、言语能力、综合智力水平。对青少年是否存在共病倾向,包括品行障碍、物质滥用、自杀等。过去 12 个月的治疗史、健康、免疫、铅水平、视力、听力。为用药做准备,检查身高、体重、ECG 和肝功能。

(4)心理量表测评

1)Conners ADHD 量表:共有 10 个项目,由父母教师填写,得分超过 20 分的被认为有 ADHD 的可能性。本量表的不足之处在于它过多地着重于多动而忽略注意力不集中,也不能区分年龄、性别等不同所产生的差别。

2)儿童期注意问题量表:共有 12 个症状,7 条关于注意力不集中,5 条关于多动。运用本量表是将患儿的行为与同年龄、同性别的儿童相对照的一个简单方法,由教师完成填写。

3)Conners 简略症状量表:该量表既有助于诊断,又可以跟踪治疗。一共10 条问题,根据年龄、性别计算得分,并可以转换成百分比,绘在图上显示进展,通过进展图可以显示治疗效果。

4)Achenbach 儿童行为量表(CBCL):适用于 4~16 岁的儿童,主要用于评定儿童的社交能力和行为问题。分为家长用、教师用和自填用表(智龄在 10岁以上的儿童用),共有 113 条目,采用 0、1、2 三级评分。

(5)韦氏智力测验。

2. 体格检查及实验室检查　ADHD 目前尚无特异性的生物学指标,体格检查及实验室检查宜结合病史资料排除躯体疾病或物质依赖所致的情绪表现。治疗中长期维持治疗应定期检测肝、肾功能及糖脂代谢水平。

(二)用药中评估

1. 治疗依从性　很多 ADHD 患者由于病程中情绪波动大、急性期自知力受损严重、需长期药物维持治疗、担心药物安全性及病耻感等因素,难以完全依从治疗。

2. 监测过程及监测指标　ADHD 疾病本身及其相关治疗手段与一些躯体疾病、物质使用障碍等精神障碍的共病及其风险因素密切相关,因而需要在开始药物治疗时(或尽可能在治疗开始前后)对相关指标进行基线监测,并在药物治疗持续的全过程中根据患者的情况变化进行定期随访及必要的即时监测。一般推荐的基础基线监测指标见表 7-2。

这些普遍推荐的基线监测指标一般需要在治疗 4 周时复查 1 次,第 1 年内每 3~6 个月复查 1 次,之后每年复查 1 次。然而,儿童及青少年、老年、有躯体疾病的患者、同时使用 1 种以上药物等特殊情况者的复查间隔时间应该缩短,同时应该对更具临床症状、血液学、肝脏、心血管和神经系统等功能异常的征象予以及时预测或者调整监测时间及指标。在发现出现相应的疾病或器官损伤时,应及时合理调整治疗方案,并请相关科室会诊或转诊。

除上述普遍推荐的监测指标和频率外,应根据所使用的治疗药物不同,重点关注或增加一些监测指标,尤其是部分易中毒药物的血药浓度(注意应该在药物浓度最低点重复检测)及易受损害器官的相关指标,详见表 7-3。

表 7-2 ADHD 治疗安全性监测基线时的基础观察指标

病史：

躯体疾病史（尤其注意心血管疾病风险因素）

烟酒及其他精神活性物质使用史

家族史：尤其注意冲动、对立违抗、品行障碍等

孕育及避孕史（包括妇女的分娩年龄）

躯体检查：

体重及身高

血压

实验室检查：

全血细胞计数

尿素、肌酐、24 小时肌酐清除率（如有肾脏疾病病史）

肝功能

空腹血糖

空腹血脂，包括总胆固醇（TC）、极低密度脂蛋白（VLDL）、低密度脂蛋白（LDL）、高密度脂蛋白（HDL）、甘油三酯（TG）

心电图

微量元素

甲状腺功能

小便常规（必要时）

尿毒物筛查（必要时）

妊娠试验及泌乳素（必要时）

凝血酶原时间和部分凝血活酶时间（必要时）

表 7-3 ADHD 患者用药中的躯体监测及监测注意事项

用药中的监测指标	中枢兴奋药	非中枢兴奋药
全血细胞计数	√	√
肝功能	√	每 3~6 个月定期复查
肾功能	√	√
尿素及电解质	√	√
血脂	√	√

续表

用药中的监测 指标	中枢兴奋药	非中枢兴奋药
血糖	√	√
催乳素	×	×
甲状腺功能	若异常则增加频率	√
血压	监测血压升高情况，尤其是成 年人	监测血压升高情况，尤其是成 年人
心电图	合并心血管疾病等危险因素可能 有猝死风险	合并心血管疾病等危险因素可能 有猝死风险
体重及身高	持续体重、身高受影响建议营养 咨询	持续体重、身高受影响建议营养 咨询
停药	突然中断治疗或间断性使用不能 保证药物的血药浓度平衡，假期 停药降低疗效。根据症状的改善 程度试行停药	用药1年后，假期停药

注：√.平均每6~12个月进行复查；×.不需要常规复查。

（三）患者用药教育

治疗评估的过程中也可以根据需要进行有针对性的患者及家属用药教育。包括患者是否准时、正确地服用该药物，对现有的治疗方案是否了解，是否存在依从性不好的情况，是否存在对该治疗有疑惑或服用中已经出现药物不良反应。具有上述情况者，临床药师应及时、有针对性地介入，并开展合适的用药教育。

三、不良反应监护及处理

治疗ADHD的药物可发生多系统不良反应，较常见的包括消化系统、精神神经系统、血液系统、心血管系统不良反应等。尽管中枢兴奋药的治疗窗较宽，但使用大剂量也要权衡获益和风险。常见不良反应包括食欲抑制、睡眠障碍（入睡延迟）、心率和血压增加、心境不稳（从爱哭到严重的抑郁样综合征），其他不良反应包括头痛、腹部不适、疲倦等。

（一）消化系统不良反应

消化系统不良反应最为常见，包括食欲减退、恶心、呕吐、胃痛、腹痛或上腹部不适等。食欲下降主要出现在早上和中午，多数患者在傍晚食欲恢复。饭后服药可以减轻食欲下降的不良反应，并给予一些辅助药物如多酶片、维生素 B_6 等改善相关症状，维生素 B_6 可以减轻畏食、恶心等不良反应，促进食欲恢复。此外，适当的饮食调整，食用高热量的食物，少量多餐，提供足够的热量和营养可以减少或消除这类不良反应对生长发育的影响。

（二）心血管系统不良反应

较为常见，可轻微引起心率增快和血压升高，持续时间短，对心功能正常的患儿不会造成任何危险。然而，对于患有高血压的成人患者来说，用药期间应适当监测血压，必要时合用抗高血压药。对于有心脏性猝死或心律失常家族史，或有心脏结构异常、胸痛、心悸、不明原因的晕厥发作个人史的患者，在使用中枢兴奋药治疗之前和治疗期间也应小心谨慎。

（三）精神神经系统不良反应

主要表现为失眠。部分患者服药后晚上入睡时间推迟，特别是下午服用哌甲酯片或服用哌甲酯控释片的儿童，一般无须处理，1~2 周后消失。失眠严重者，可以调整为早晨 1 次给药，下午 4 点以后不给药。

神经性抽动是指面部或身体其他部位肌肉群的突然抖动，不受主观意志控制，如眨眼、皱眉、耸鼻子等，还有发音性的抽动，表现为短促的出声、清嗓子或尖叫。如果存在多种身体抽动并伴有异常发声，则称为 Tourette 综合征或抽动秽语综合征。在儿童患者中，10% 以上会出现某种类型的抽动。中枢兴奋药对抽动的影响目前还不确定。起初观察到中枢兴奋药会加重 Tourette 综合征的症状，以后的研究发现有抽动家族史或个人史的患者用药后抽动发生的风险增高，但多数停药 1 周左右就能恢复正常。在目前中枢兴奋药与抽动的关系尚不明确的情况下，用药之前要询问 ADHD 儿童本人或家属是否有抽动病史；如果有，建议以较低的剂量服药，应就患者个体权衡利弊，与家属积极讨论。

某些患者用药中可能出现精神病性表现，特别是药物剂量快速增加或使用大剂量时，可能出现中毒性精神病，症状多为视幻觉。另外精神分裂症患者使用中枢兴奋药后症状也可能加重，但两者的表现是不同的，应加以鉴别。

潜在的成瘾和滥用问题同样备受关注，药品说明书上应提出警示。临床尚未发现使用治疗剂量的中枢兴奋药的患儿的成瘾风险及相关个案报道。而中枢兴奋药的使用可以减少成年期酒精和药物滥用的风险。这一保护机制可能是药物减轻 ADHD 患儿的症状，减少品行障碍及成年后反社会型人格障碍的发生。

(四)其他

长期用药的风险普遍关注的是对生长发育的影响。哌甲酯不抑制生长激素分泌，长期服药的患儿身高发育受阻并不明显，在 6~8 年内仅比预期身高矮 1.25cm，与正常同龄儿童并无明显差异。在美国儿童和青少年精神病学会 2002 年颁布的指南中指出，服用中枢兴奋药可使短期体重增长速度下降，但不影响身高增长，不影响最终身高。因此，建议治疗开始前测量身高和体重，治疗中规律测量体重(不包括身高)，在剂量滴定和换药中每周至每月检测身高和体重。中枢兴奋药治疗可能抑制生长发育(或存在累积剂量效应)，停止治疗后没有发现补偿性增长，提示药物假期无效。中枢兴奋药影响生长发育的可能机制认为有 3 种：一是抑制食欲，减少热量摄入；二是多巴胺水平增高在不同脑区(纹状体和下丘脑)分别产生疗效和不良反应，少数研究报告其抑制生长激素分泌，尽管这一结果在其他多数研究中并未得到验证；三是可能减慢软骨组织生长，影响骨生长。这些可能的机制尚处于假说水平，仍需要进一步研究验证。然而以往中枢兴奋药治疗时为了减少耐药和体重下降，常规使用的药物假期目前不再被提倡，原因也在于并非每个患者都会出现生长发育受限，而不服药会导致各个方面的行为退步，药物假期也不能消除中枢兴奋药对生长发育的影响。因此通常建议患者坚持服药，控制晚间、周末和假期的症状。药物假期仅适用于患儿在假日内无明显行为、学习、家庭和社交问题，或停药前观察，或患儿对几种药物均有耐药性发生时。如果观察到有生长发育落后的现象，一些专家也建议采纳药物假期或使用替代疗法，认为这是较谨慎的做法，但也要仔细权衡停药带来症状加重的风险。

使用中枢兴奋药治疗 ADHD 时存在耐药现象。所谓耐药是指开始药物治疗有效，但经过一段时间后服用同等剂量的药物达不到先前的治疗效果，可在几天内也可在 1 年以后发生。对于发生耐药的患者，通常可换用其他药物，如果替代药物不够有效，也可在 1 个月后重新试用哌甲酯。大多数情况下耐受可在 1 个月之后消失，起初有效的药物疗效仍会恢复，并且恢复的疗效常常会像原来一样维持同样长的时间。但是在确定耐药和换药之前应注意 2 个问题：首先应考虑是否因为患者的体重增加导致原来使用的药物剂量不够；此外，暂时的耐药性也可见于考试之前，或遭受急性应激事件时。

关于停药的时间并没有一致的意见,普遍接受的方法是服药一段时间症状缓解后可在开学时或学期中间停药观察。有研究显示,药物治疗2年内停药的患者预后不佳。长期服药的需要以及短期内停药的症状反弹常常使患儿家长误解为药物有依赖性,只要开始服药就不能停药。事实上至今没有使用中枢兴奋药治疗后出现成瘾和依赖的报告。然而药物只能控制症状,不能根除疾病,约1/3的患儿到青年期症状减轻,1/3到成年期症状减轻,另1/3需要终身服药。药物帮助他们做好每天的事情,使他们享有与其他儿童相似的生活,减轻疾病的痛苦以及降低给个人发展带来的不利影响。

第三节　非中枢兴奋药的药学特点及药学监护要点

一、药 学 特 点

能够改善ADHD患儿多动、冲动、任性、情绪不稳定等兴奋性行为的非中枢兴奋药,包括去甲肾上腺素再摄取抑制剂托莫西汀、α_2受体激动剂可乐定、选择性5-羟色胺再摄取抑制剂和三环类抗抑郁药等。其中,托莫西汀是目前第一个被FDA批准用于ADHD的非中枢兴奋药,也是治疗ADHD的一线用药;可乐定、选择性5-羟色胺再摄取抑制剂和三环类抗抑郁药虽能用于改善ADHD的相关症状,但目前尚未被美国FDA和我国国家药品监督管理局批准用于ADHD的治疗。因此,本部分内容着重探讨托莫西汀的相关药学特点。

(一)药理作用机制

托莫西汀为甲苯氧苯丙胺衍生物,可选择性地抑制去甲肾上腺素的突触前转运,增强去甲肾上腺素功能,从而起到抗ADHD的作用。对其他神经递质受体(如胆碱能、组胺、多巴胺、5-羟色胺以及α受体等)几乎无亲和力。

(二)药动学特点

托莫西汀口服吸收迅速,血药浓度达峰时间为1~2小时,药-时曲线下面积为2 766ng·h/ml。代谢能力强者口服的生物利用度为63%,代谢能力弱者为94%。成人高脂饮食试验表明,食物不会影响本药的绝对生物利用度,但可以降低吸收速度,使峰浓度(C_{max})下降约37%,达峰时间延迟约3小时。总蛋白结合率为98%,主要与血浆蛋白结合。表观分布容积为0.85L/kg,表明其主要分布于体液中。体内药物在肝脏通过细胞色素P450 2D6广泛代谢,主要活性代谢产物为4-羟基托莫西汀,平均血浆清除率为5.83ml/min。代谢能力强者的消除半衰期为4~5小时,代谢能力弱者为22小时。口服给药后仅3%以原型药物排出体外, > 80%的药物以葡萄糖苷的形式经肾随尿液排泄,约17%的药物经消化道随粪便排泄。

肾功能不全者不需要调整剂量。

中度肝功能不全者应降低剂量至50%;重度肝功能不全者应降低剂量至25%。

托莫西汀是否在人类乳汁中分泌未知,但假定所有的精神障碍药物都在乳汁中分泌,因此哺乳期建议停药或者服药期间采用人工喂养。对于计划怀孕的妇女或孕妇,要权衡利弊后决定是否使用托莫西汀治疗。

常规剂量:①体重不足70kg的儿童和青少年,托莫西汀的初始每日总剂量应约为0.5mg/kg,在3天的最低用量之后增加给药量,至每日总目标剂量,约1.2mg/kg,可每日早晨单次服用或早晨和傍晚平均分为2次服用。对儿童和青少年,每日最大剂量不应超过1.4mg/kg或100mg,选其中较小的一个剂量。②体重超过70kg的儿童、青少年和成人,托莫西汀的初始每日总剂量应为40mg,在3天的最低用量之后增加给药量,至每日总目标剂量,约为80mg,每日早晨单次服药或早晨和傍晚平均分为2次服用。在继续使用2~4周后,如仍未达到最佳疗效,每日总剂量最大可以增加到100mg。

若同时服用细胞色素P450 2D6抑制剂,如帕罗西汀、氟西汀、奎尼丁等:①体重不足70kg的儿童和青少年,盐酸托莫西汀的初始剂量应为0.5mg/(kg·d);只有当4周后症状未见改善并且初始剂量有很好的耐受性时,才增加至通常的目标剂量1.2mg/(kg·d)。②体重超过70kg的儿童、青少年和成年人,盐酸托莫西汀的初始剂量应为40mg/d;如果4周后症状未见改善并且初始剂量有很好的耐受性,仅可增加至通常的目标剂量80mg/d。

停止治疗时不需逐渐减量。

短期或长期过量服用盐酸托莫西汀的不良反应主要有嗜睡、激越、活动过度、行为异常、消化系统症状,以及与交感神经系统相关的症状和体征(如散瞳、心动过速、口干)。

(三)药物相互作用

1. 与细胞色素P450 2D6抑制剂(如帕罗西汀、氟西汀、奎尼丁等)合用,可增加本药的血药浓度,所以联合用药时托莫西汀可能需要减量。

2. 与沙丁胺醇合用可使心率加快、血压升高。

3. 与单胺氧化酶抑制剂(如异卡波肼、苯乙肼、吗氯贝胺、司来吉兰等)

合用，可增加出现 5- 羟色胺综合征的风险（高热、强直、肌阵挛、生命体征的快速波动、精神状态改变等）。正在服用单胺氧化酶抑制剂或停用单胺氧化酶抑制剂未超过 2 周者不能使用本药。

4. 与哌甲酯合用，无相加的心血管效应。

5. 口服或静脉注射沙丁胺醇与本药联用可能导致心率加快、血压上升。

二、药学监护要点

有 20%~25% 的患者对中枢兴奋药疗效不佳或不能耐受不良反应；短效药物需要一日内多次服药，依从性欠佳，而长效药物又可能影响睡眠；由于顾虑潜在的滥用风险，这一类药物一直作为管制药物管理。因此，在临床治疗中也需要其他非中枢兴奋药作为补充。

1. 高度选择性去甲肾上腺素再摄取抑制剂（托莫西汀）　托莫西汀首先是在成人发现对 ADHD 有效，以后发展到儿科用于 ADHD 的治疗。剂量在每日 0.8~1.2mg/kg 时疗效最佳，效果与哌甲酯相当，随访 1 年仍然有效并且耐受性良好。不良反应包括轻度的食欲下降、恶心、呕吐、失眠、疲劳、心境不稳、眩晕、舒张压和心率增加，不改变心电图的 Q-T 间期，滥用的可能性小；在临床试验中，导致患者中途退出的最常见的原因包括患者出现攻击性、易激惹、嗜睡和呕吐，成人患者还可出现口干、勃起功能障碍、异常的性高潮等。用药需要警惕肝损害，在批准上市以来，200 万名患者中有 2 名出现严重的肝损害，2 名患者在停药后均康复。对于用药中出现黄疸或肝损害的实验室证据者应当停药，应嘱患者若有瘙痒、黄疸、尿色加深、右上腹触痛或无法解释的流感样症状时联系医师。

2. 三环类抗抑郁药　三环类抗抑郁药用于治疗 ADHD 疗效较好的是丙米嗪、地昔帕明、去甲替林等，改善行为症状的效果优于对认知功能的影响，对于共患抑郁、焦虑或抽动障碍的患者有明确的疗效。其血浆浓度在个体间有高度差异，与日剂量、反应或不良反应无关，因此需要个体化的剂量调整。不良反应方面，使用去甲替林的患者有无法解释的猝死报告，使用 3.5~5mg/kg（去甲替林 1~2mg/kg）的患者有轻微的心电图异常，故使用三环类抗抑郁药治疗中需要密切的心电图和临床监测。由于三环类抗抑郁药过量可能致死，要提醒家长将药物妥善保管并放到儿童接触不到的地方。

3. 安非他酮　安非他酮的作用机制是间接促进多巴胺和去甲肾上腺素神经传递，治疗 ADHD 有效。不良反应有易激惹、食欲下降、失眠，少见水肿、皮疹、夜尿、抽动加重，轻微增加药源性惊厥的风险（0.4%）。国外也有缓释和控释的长效剂型。

4. 单胺氧化酶抑制剂　用于治疗 ADHD 有效，但用药存在严重的局限性。短期不良反应包括直立性低血压、体重增加、困倦、头晕。违反膳食限制（食用含酪胺的食物如奶酪）或药物相互作用（升压药如胺类拟交感药物、大多数感冒药、苯丙胺）可能出现高血压危象和 5- 羟色胺能综合征，故这类药物在临床中已很少使用。

5. SSRI 和 SNRI　在 ADHD 进行过研究的药物有 SSRI 类的氟西汀和 SNRI 类的文拉法辛，没有发现有效治疗 ADHD 核心症状的证据。一般与有效的抗 ADHD 药联合用于共患病，联合用药时要注意其对细胞色素 P450 酶的抑制。

6. α 肾上腺素能药物　包括可乐定和胍法辛。可乐定在低剂量时激动中枢神经系统内突触前膜的抑制性自身受体，适用于抽动秽语综合征和其他抽动障碍、ADHD、ADHD 相关的睡眠障碍和发育障碍的攻击行为，对于冲动和多动有效，但对注意力不集中没有帮助。短期不良反应有镇静（28%）、低血压、口干、抑郁和意识模糊，长期不良反应还不清楚。在高血压的成人，突然停药可能导致血压反弹。不能与 β 受体拮抗剂合用，与哌甲酯合用时有猝死的报告。胍法辛是高选择性 α_2 肾上腺素受体激动剂，镇静作用较小，能有效改善多动行为和注意能力（反映在 CPT 和 Stroop 的反应抑制），日剂量为 42~86μg/kg，分 2~3 次服用。国外已有胍法辛的缓释剂型，但尚未上市。不良反应包括嗜睡、镇静、疲劳和血压、脉率的轻至中度改变。

第四节　案　例

案例 1

1. 患者基本情况　某男，9 岁，小学三年级，身高 130cm，体重 27kg。足月顺产，母亲身体健康，孕、产及哺乳期未服用特殊药物，生长发育史正常，3 岁上幼儿园，7 岁上学，自幼就比其他孩子明显表现出好动，家人并未在意。在幼儿园期间老师就反映其坐不住，在小班期间上课期时会站起来在教室里跑，经常午休时间不睡觉，打小朋友。上小学之后，不能遵守课堂秩序或学校的规章制度，上课时很难安安静静地坐着，常常玩弄手指和文具、动手摸同学、扯前面同学的头发，或是老师在讲台上讲课，拉同学喋喋不休讲个不停或发出怪声,在校经常遗失自己的书籍、试卷,老师对其进行思想教育后有一定效果,但很快就"故技重施";在家里更为任性,无法安静下来,特别好动,爬高上低,遇到想办的事情,父母不能满足时,便发脾气、大喊大叫。学习和玩耍时很难长久集中注意力,总是虎头蛇尾,写作业时经常写一会儿玩一会儿,字迹混乱,常常漏题,写作业速度特别慢,经常写到晚上11点。一年级、二年级时学习成绩在班级里还能是中等,而到三年级以后学习成绩在班级倒数,家长为了管教孩子伤透脑筋,打骂没用,现在已经无计可施,在老师的建议下前往医院门诊就诊。患儿既往体健,无高热惊厥、癫痫史。

2. **治疗经过**　行韦氏儿童智力测验、Achenbach儿童行为量表、儿童多动指数、Corners量表等检查,综合考虑量表结果及详细询问病史后,诊断为"注意缺陷多动障碍"。服用哌甲酯控释片(专注达)18mg q.d.,注意监测血压、脉搏、身高、体重。前1周出现食欲下降、夜间入睡困难、注意力不集中情况改善不明显,坚持服药1个月后体重下降0.5kg,注意力不集中、多动情况有明显改善,老师也反映孩子在学校的表现有明显改善。

3. **药学分析与建议**　目前认为中枢兴奋药是治疗ADHD的安全和最有效的药物,被美国精神病学会、美国儿科学会、欧洲儿童和青少年精神病学会推荐为治疗ADHD的一线用药。在多种ADHD诊疗指南中都明确指出,在选择中枢兴奋药治疗时,哌甲酯是治疗各种ADHD的首选药物。哌甲酯口服后很快通过胃肠道吸收,快速通过血脑屏障,并且在24小时内从躯体内清除。中枢兴奋药的常见不良反应是食欲下降、胃痛、失眠。出现这类症状不建议停药,而是对症处理,可通过与餐同服减少胃肠道反应。据估计,中枢兴奋药会引起1%以下的儿童发生抽动症状,当使用中枢兴奋药后发生这种现象时,可换用其他药物,如托莫西汀。托莫西汀为去甲肾上腺素再摄取抑制剂,起效时间为4~6周,若从中枢兴奋药换成该药,在治疗前4周需要继续使用中枢兴奋药,体重<70kg的儿童和青少年从0.5mg/(kg·d)开始,至少7天后增至1.2mg/(kg·d)(单次或分次服用);体重>70kg儿童和青少年从40mg/(kg·d)开始,至少10天后增至80mg/d。

案例2:

1. **患者基本情况**　某男,10岁,小学四年级。患者上大班时老师向家长反映其上课注意力不集中,不认真听讲,东张西望,发呆;上一年级后,上课难以保持注意力，容易分心，做作业时粗心大意、错误多，做事情有始无终，遇到困难容易放弃，作业拖拉，手里经常做小动作，偶尔出现不自主挤眼睛、抬眉毛动作，外婆带其第一次门诊就诊，考虑诊断"注意缺陷多动障碍""抽动障碍"，未进行检查及治疗；二年级下学期症状变明显，上课注意力不集中，东张西望，频繁走神，写作业速度慢，不能按时完成作业，成绩下降，抽动症状缓解，偶有鼻翼扇动，睡眠状态欠佳，入睡慢，睡眠浅，白天懒洋洋、精力不足，遂至医院就诊。自幼体弱多病，过敏性鼻炎，无昏迷抽搐史。一胎一产，母亲妊娠期因"先兆流产"住院保胎治疗，妊娠期糖尿病；足月剖宫产，幼年发育正常。目前体重31.5kg，身高138cm。

2. 治疗经过 三年级开始服用"托莫西汀12.5mg/d"治疗，治疗过程中出现抽动症状波动、深吸气；食欲明显下降，体重波动在30~32.5kg，建议家长到营养科咨询营养补充。因患者睡眠欠佳，给予阿普唑仑0.2~0.4mg/d，1个月后食欲逐渐改善，睡眠明显改善，建议停用阿普唑仑。但上课仍不能专心听讲，多动症状未见明显改善将托莫西汀加至25mg/d，注意监测血压、脉搏、身高、体重及不良反应，1个月后未见明显不良反应发生，注意力及多动情况稍有改善，将托莫西汀加至40mg/d，症状有明显改善。

3. 药学分析与建议 ADHD常常会合并抽动障碍，睡眠障碍，对共患抽动障碍的ADHD患者，托莫西汀作为首选治疗药物，因为中枢兴奋药会加重抽动症状，而托莫西汀不会诱发抽动；因患者抽动症状较轻微，未影响自己的生活，暂时不给予用药；托莫西汀起效较慢，疗效随时间延长而增加，通常前6周有效改善核心症状，12周改善生活质量、心理社会功能和总体学业功能；托莫西汀在治疗过程中可出现胃肠道相关副作用、嗜睡、攻击等不良反应，会随着治疗时间的推进呈下降的趋势，可适当给予对症治疗。对于合并睡眠障碍的患儿，目前的指南推荐使用褪黑素、可乐定、抗组胺药或苯二氮䓬类药物，在患儿睡眠改善后可以考虑停药。

（卢　瑾　王晶晶　黄　桦　王　韵）

参 考 文 献

[1] JOSEPH T D. Pharmacotherapy. China(8th). McGraw-Hill ompanies, China:Inc. 2011.

[2] MARSH E D, BROOKS-KAYAL A R, PORTER B E. Seizures and antiepileptic drugs does exposure alter normal brain development [J]. Epilepsia, 2006(47):1999-2010.

[3] 汪春运. 抗精神病药对妊娠和哺乳的影响. 四川精神卫生, 2009, 22(4): 254-256.

[4] 于欣, 方贻儒. 中国双相障碍防治指南. 2版. 北京: 中华医学电子音像出版社, 2015.

[5] 王晓慧. 最新精神疾病用药. 北京: 人民军医出版社, 2010.

[6] 方贻儒, 刘铁榜. 双相障碍抑郁发作药物治疗专家建议. 中国神经精神疾病杂志, 2013,39(7): 79-84.

[7] 李世绰, 洪震. 临床诊疗指南 - 癫痫病分册(2015 修订版). 北京: 人民卫生出版社, 2015.

[8] 吴文源. 焦虑障碍防治指南. 北京: 人民卫生出版社, 2010.

[9] 郝伟, 陆林. 精神病学. 8版. 北京: 人民卫生出版社, 2015.

57检